U0326050

医疗卫生服务体系及其资源配置研究

Research on Medical and Health Service System and the Allocation of Healthcare Resources

李 倩 著

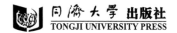

同济大学 出版社
TONGJI UNIVERSITY PRESS

内 容 提 要

本书运用罗伯茨模型从控制项目、中间绩效措施以及绩效实施目标三方面共 11 维结构，分析了发达国家和发展中国家的医疗卫生服务体系。在此基础上，运用基尼系数、洛伦兹曲线、泰尔系数、卫生资源密度指数（HRDI）、数据包络分析法和 Malmquist 指数，深入剖析江苏省分级诊疗政策、双向转诊、资源配置的公平与效率等，寻找江苏省深化医疗改革过程中的难点、痛点，并将国外的经验与江苏省实际情况相结合，为完善江苏省医疗卫生服务体系及其分级诊疗制度提出切实有效的建议，也为全国进一步深化医疗体制改革和推进分级诊疗制度提供参考。

本书可供医疗卫生领域的管理人员、研究人员、教师及医护人员阅读参考。

图书在版编目（CIP）数据

医疗卫生服务体系及其资源配置研究 / 李倩著 . --
上海：同济大学出版社，2021.11
　　ISBN 978-7-5608-9980-0

Ⅰ. ①医… Ⅱ. ①李… Ⅲ. ①医疗卫生服务—资源配
置—研究—江苏 Ⅳ. ① R199.2

中国版本图书馆 CIP 数据核字（2021）第 224772 号

医疗卫生服务体系及其资源配置研究

李 倩　著

责任编辑　姚烨铭　　责任校对　徐春莲　　封面设计　张　微

出版发行　同济大学出版社 www.tongjipress.com.cn
　　　　　　（地址：上海市四平路 1239 号　邮编：200092　电话：021-65985622）

经　　销　全国各地新华书店

印　　刷　江苏凤凰数码印务有限公司

开　　本　710mm × 1000mm　1/16

印　　张　9.5

字　　数　190 000

版　　次　2021 年 11 月第 1 版　　2021 年 11 月第 1 次印刷

书　　号　ISBN 978-7-5608-9980-0

定　　价　78.00 元

本书若有印装问题，请向本社发行部调换　　版权所有　侵权必究

前　言

2009 年，随着《中共中央　国务院关于深化医药卫生体制改革的意见》以及《医药卫生体制改革近期重点实施方案》的发布，我国新医改正式揭开大幕。新医改以"保基本、强基层、建机制"为原则，以建成"人人享有基本医疗卫生服务"的医疗体系为目标，致力于解决老百姓"看病难，看病贵"的问题。医改实施以来，我国深入开展基本医疗保险制度、基层医疗卫生服务体系、基本公共卫生服务逐步均等化、国家基本药物制度以及公立医院改革等重点领域改革，促使基本医疗保险制度覆盖全部城乡居民，建成了世界上最大、覆盖人口最多的人类健康保障网，国内基础医疗卫生的服务水平和可及性均得到显著提高。但是随着医改的不断深入，我国医疗体系存在的弊端也逐渐暴露，"看病难，看病贵"的问题仍然存在，患者扎堆大医院，大型综合性医院人满为患，基层乡镇及社区医院门可罗雀的情况并无大的改善。此外还存在区域、城乡之间医疗资源分配不均衡，医药费用不断攀升、占比居高不下，医患关系日益紧张等问题。如何进一步推动医疗改革，建立与我国经济社会相适应的医疗服务体系是当前改革的重点和难点。

"他山之石，可以攻玉"，不断吸取外部的经验和教训是人类文明进步发展的动力和源泉。通过对国外典型发达国家医疗体系的研究，对他们的经验进行分析、总结，对我国深入开展医疗改革具有重要借鉴作用。在课题研究的两年时间内，笔者通过查阅大量的文献、书籍、国外各国政府官方网站及联合国官方网站等途径，最终确定将美国、英国、日本这三个典型发达国家及古巴、泰国这两个发展中国家的医疗卫生服务体系作为研究对象，运用罗伯茨模型从三方面共 11 维结构系统研究各国医疗服务体系。

为探索推进医改，我国在全国多个省市开展医疗改革试点工作。江苏省是国家医改的排头兵，分析江苏省医改成效对全国深入推进医疗改革具有重要意义。本书运用多种方法、多重角度对近几年江苏省医疗卫生服务体系及其分级诊疗实施情况进行全面综合的分析，深入了解江苏省医疗体制现状、分级诊疗政策、双向转诊以及资源配置的公平与效率等情况，寻找江苏省深化医疗改革建设过程中存在的难点、痛点。将国外经验与江苏省实际情况相结合，为完善江苏省医疗卫生服务体系及其分级诊疗制度提出切实有效的建议，也为全国进一步深化医疗体制改革和推进分级诊疗制度提供参考。

本书内容基于欧盟"第七框架"计划国际合作项目研究，同时获得了江苏省高校优势学科建设工程项目、江苏省研究生科研与实践创新计划的资助。在本书的写作过程中，得到授业恩师胡万进教授的悉心指导。本书的课题研究获得南京中医药大学张旭教授、陈美娟教授，上海中医药大学蒋日磊老师及上海市第一妇婴保健院李晓翠副主任医师、李双弟主任医师、谭晶助理研究员、葛颖杰主治医师和李伊然主治医师等的支持，在此特向他们谨致谢意。

本书的读者主要为医疗卫生领域相关的管理人员、研究人员、教师及医护人员，尤其适合卫生事业管理专业、公共管理专业、医学等相关专业的从业人员阅读参考。衷心希望本书的出版能够为相关部门决策和学界同仁开展进一步研究提供参考和借鉴，为我国医疗改革贡献一份绵薄之力。限于作者水平有限，书中难免存在一些缺陷甚至错误，敬请专家和读者批评指正。

李　倩

2021 年 7 月于上海

目　录

第1章
绪 论

　　健康是人类永恒的追求，世界卫生组织（WHO）提出，"健康是一项人人享有的基本权利，尽可能地达到健康标准，是世界范围内一项重要的社会性目标"。健康既是人类社会发展的前提，也是经济社会发展的重要因素和目标。国际上普遍将国民健康素质作为反映一个国家经济社会发展水平的重要指标。

　　从20世纪90年代起，美国、日本、德国和中国等国家都逐渐开始加快本国医疗体制改革进程。究其原因，一方面是随着经济社会的发展，现代医学和医疗的发展使得医疗费用持续大幅度地上涨，让世界各国普遍面临社会问题和经济问题的双重挑战；另一方面是各国不同的医疗体制在运行过程中出现问题而面临各自的困境。在不同的医疗机构间构建合适的网络成为实现医疗服务更加便捷化、优质化、高效化的重点。欧美发达国家率先探索纵向整合医疗资源之路，总结出一套被世界广泛认可的服务体系，包括家庭医生、双向转诊、社区首诊和分级医疗等医疗机制，实现了本国医疗服务的连续、高效运转。

　　新中国成立后，特别是1978年改革开放以来，我国经济建设取得了巨大的发展，赢得了世界的尊重。如何将经济发展的成果转变成更好的国民健康水平，建立与经济社会发展相适应的医疗服务体系，中国一直在摸索中前进着。1985年，卫生部起草了《关于卫生改革若干规定》，标志着中国医改揭开序幕，在接下来的几十年中，先后进行了医疗市场化、城镇职工医疗保险、城镇居民医疗保险及农村合作医疗等多项医疗改革，使医疗体制发生了翻天覆地的变化，开启了中国医疗事业发展的春天。2009年，随着《中共中央　国务院关于深化医药卫生体制改革的意见》以及《医药卫生体制改革近期重点实施方案》的发布，新医改正式揭开大幕，致力于解决老百姓普遍反映的"看病难，看病贵"问题，以"保基本、强基层、建机制"为改革原则，努力达成"人人享有基本医疗卫生服务"的目标。新医改实施后，我国深入进行基本医疗保险制度、基层医疗卫生服务体系、基本公共卫生服务逐步均等化、国家基本药物制度以及公立医院改革等重点领域改革，促使基本医疗保险制度覆盖全部城乡居民，建成了世界上最大、覆盖人口最多的健康保障安全网，国内基础医疗卫生的服务水平和可及性均有显著提高。但是随着医改的不断深入，我国医疗体系存在的弊端也逐渐暴露，"看病难，看病贵"的问题仍然存在，患者扎堆大医院，大型综合性医院人满为患，基层乡镇及社区医院却门可罗雀。还存在区域、城乡之间医疗资源分配不均衡，医药费用不断攀升、占比高居不下，医患关系紧张等问题。

　　医疗服务体系变革是中国医改的"深水区"，选择合适的改革切入点对中国走出当前医改困境尤其重要。分级诊疗制度逐渐被予以重视，尤其是近几年，党和政府将目光聚集到分级诊疗制度上，将分级诊疗制度作为当前中国医改的关键切入点。2009 年《中共中央　国务院关于深化医药卫生体制改革的意见》第一次提出要采取多重措施和手段，"引导基础诊疗下沉到基层，逐步促进社区首诊、推进分级医疗和实现双向转诊"。2010 年卫生部等五个部门联合发布《关于公立医院改革试点的指导意见》，明确提出要"建立公立医院之间、公立医院与城乡基层医疗卫生机构的分工协作机制"，公立医院与基层医疗机构分工合作，双向转诊，分级诊疗。2011 年国务院印发的《公立医院改革试点工作安排的通知》中重要一项就是"建立公立医院与基层医疗卫生机构的分工协作机制"，鼓励大医院的医生到基层医疗机构出诊，"形成基层首诊、分级医疗、双向转诊的格局"。2012 年国务院印发的《卫生事业发展"十二五"规划》提出，"完善以社区卫生服务为基础的城市医疗卫生服务体系"，加强社区医疗建设的同时，注重社区与大医院及专业的公共卫生机构间的联系，建立起上下联动，紧密分工合作的医疗服务体系。2013 年在全国卫生工作会议上，前卫生部部长陈竺提出，"要积极地探索与大力地推广医疗机构的上下联动机制"，其中的重点之一是通过对区域内医联体制的构建，推进分级诊疗制度的实施和落实。2015 年国务院办公厅《关于推进分级诊疗制度建设的指导意见》，明确了以分级诊疗制度的建立和完善为目标，"到 2017 年，分级诊疗政策体系进一步完善，各医疗卫生机构间基本形成分工协作机制""到 2020 年，分级诊疗服务能力得到全面提升，医疗保障机制逐步健全……基层首诊、双向转诊、上下联动、急慢分治的分级诊疗模式逐步形成，基本建立符合我国国情的分级诊疗制度"。2016 年在全国卫生与健康大会上，总书记习近平同志指出，"要努力在分级诊疗制度、全民医疗保障制度、现代医院管理制度、药品供应保障制度以及综合监管制度这 5 项基本医疗卫生制度建设上取得突破"。2017 年国务院印发的《"十三五"深化医药卫生体制改革规划》，分级诊疗制度的建设被规划列为重点任务，提出要在全国范围内建立科学合理的分级诊疗制度。2018 年国家卫生健康委联合国家中医药管理局共同印发了《关于进一步做好分级诊疗制度建设有关重点工作的通知》，提出通过医联体、区域医疗中心、县医院建设及重大疾病单病种管理为重点，推进分级诊疗制度的建设和实施。在党中央和国务院对实施分级诊疗制度的大力支持和号召下，截至 2018 年，我国 31 个省、自治区、直辖市（不包括港、澳、台地区）及新疆生产建设兵团都出台了关于推进当地实施分级诊疗制度的相关文件。杨功焕在《柳叶刀》（*Lancet*）上发表了多篇关于我国当前医改现状的文章，指出近 30 年来由于人口老龄化及环境、社会变化等多方面因素，中国的疾病谱发生了重大变化，已经从过去的传染性疾病、妇儿围产期相关疾病逐渐转变成慢性非传染性疾病，应对当前形势的有效手段就是实行推广分级诊疗制度。

江苏省是国家首批 4 个综合医改试点省份之一。2018 年，江苏省 GDP 为 92 595 亿元，全国排名第 2 位，人均 GDP 达到 115 168.4 元，全国排名为第 1 位，是中国大陆首个唯一一个人均 GDP 突破十万元的省份。这些数据表明，江苏省经济相当于"中上等"发达国家的水平。随着经济社会的进步以及人口老龄化的不断加剧，人们对于健康以及长寿的期望也越来越高，如何满足人们日益增长的健康需求，江苏省近些年也出台了许多医改政策，积极推进医改工作，目前正在全面推进分级诊疗制度改革。2015 年，江苏省深化医疗改革暨省级综合医疗改革试点工作领导小组在《关于推进分级诊疗制度建设的实施意见》中提出，在全省 13 市范围内全面推进分级诊疗制度的建设，构建起基层首诊、上下联动双向转诊、急慢分治的全新医疗服务供给模式，到 2017 年，在江苏省范围内基本建立起基层首诊制度。此外，江苏省积极推进家庭医生签约制度，通过调整不同级别医院间的报销比例，推行按疾病病种收费、按患者人头付费、按付费单元付费等多种付费方式改革，通过完善在不同级别医疗机构之间实行居民医保差异化支付的方式，进一步推进分级诊疗。但目前来看总体效果有限，距离形成"分级诊疗"的基本格局仍有较大差距。家庭医生签约率不高，基层医疗机构的就诊比例仍偏低，没有充分发挥"守门人"的作用；患者仍呈加速上升趋势，大的综合性医院的规模不断扩张，三甲医院超负荷运转的同时，基层医疗机构却有大量床位闲置，形成鲜明的对比，倒三角模式没有本质的变动。当前，如何进一步完善分级诊疗制度，建立起真正符合江苏省实情的经济、高效、优质的医疗服务体系是当前江苏省医改工作的难点。

"他山之石，可以攻玉"，不断吸取外部的经验和教训是人类文明进步发展的动力和源泉，罗斯（Rose）和哈默（Harmer）指出，国际上的医疗卫生体系具有普遍适用性。当前欧美绝大多数的发达国家都已经建立起比较完善的分级诊疗医疗服务体系，与我国同为发展中国家的古巴、巴西、泰国等国近些年也在积极进行本国医疗体制改革，在经济发展水平受限的情况下，却能取得被世界认可的医疗改革成果。通过对国外典型发达国家及发展中国家的医疗体系的研究，充分了解各国分级诊疗改革史，在全方位分析各国现行医疗体系运行情况的基础上进行总结、分析，吸收借鉴他国的经验和教训，对我国在深入进行医疗改革以及建设完善分级诊疗制度上少走弯路具有重要的现实意义。

江苏省深化医疗改革及实施分级诊疗制度已开展多年，但缺乏全面系统的分析。利用多种方法、多重角度对近几年江苏省医疗卫生服务体系及其分级诊疗实施情况进行全面综合分析，可以深入了解江苏省医疗体制现状、分级诊疗政策、双向转诊以及资源配置的公平与效率等情况，寻找江苏省深化医疗改革建设过程中存在的难点、痛点。最终将国外经验与江苏省实际情况相结合，为完善江苏省医疗卫生服务体系及其分级诊疗制度提出切实有效的建议，也为全国进一步深化医疗改革和推进分级诊疗制度提供参考。

1.1　国内外研究进展

1.1.1　国内研究现状

1. 国内学者研究方向

通过在中国知网数据库（CNKI）检索分级诊疗相关关键词后发现，我国学者对分级诊疗制度的集中研究始于2009年新医改相关政策出台以后，其中2015年国务院《关于推进分级诊疗制度建设的指导意见》出台后，研究和发表的分级诊疗相关文献数量增速明显较之前加快（图1-1）。对这些文献进行分类整理发现，目前国内学者针对分级诊疗的研究主要集中在以下几方面：基层首诊、

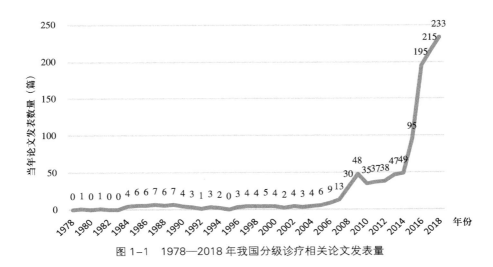

图1-1　1978—2018年我国分级诊疗相关论文发表量

双向转诊、分级诊疗影响因素及模式探讨等。

　　（1）分级诊疗与基层首诊

　　申曙光等认为基层首诊是"守门人"制度，在施行和促进分级诊疗制度的过程中起到了基础性的作用。基层首诊制度的施行能促进医疗机构间的分工合作，规范诊疗秩序，在优化医疗资源配置的同时提高资源利用率。虽然全国范围内积极推广基层首诊制度，但是执行的效果不尽如人意。在分析总结了原因后，文章一方面提出要从全科医生队伍、人事制度、财政投入等方面强化基层医疗机构的建设，另一方面又认为要进行基层首诊配套政策的改革，实施"强制性"的居民基层首诊制度，充分发挥医保的作用，实现医疗、医保与医药"三医"联动的整体推进。李华等指出分级诊疗的最终目标是规范患者的就医秩序，促进资源的优化配置，降低广大民众的医疗经济负担。作者以基层首诊的视角，通过建立模型及进行实证研究后得出结论，基层首诊能显著地降低家庭的医疗经济负担，尤其可减轻慢性病及有住院经历的居民医疗经济负担。患者的就诊跟着好医生走，因此要加强建设家庭医生队伍，提高基层医疗机构的诊疗水平，从而吸引附近的居民签约、前往就医，引导居民到基层进行疾病的首诊。李琴琴等认为，推行基层首诊制度是建立分级诊疗制度的关键。孙慧哲等指出，基层首诊制度可以阻断常见病、多发病的向上求医之路，从根源上解决我国居民"看病难"的问题，是实现分级诊疗制度的重要机制。

　　（2）分级诊疗与双向转诊

　　双向转诊是指根据疾病的轻重及患者的健康切实需要在综合性医院、专科医院、基层医疗机构及康复医院间进行转院治疗的过程。双向转诊是分级诊疗实施过程中的重要环节，目前我国双向诊疗的具体实施过程中遭遇的主要难题为"上转容易，下转难"。张明妍等在对我国14个省的社区卫生服务中心进行调查后发现，单向上级医院转诊的行为严重，病患上转和下转的比例达到5∶1；杨玲等通过对重庆市双向转诊情况进行统计研究后发现，向上级医院转诊的人数是向下级医疗机构转诊人数的4.9倍。对于目前我国双向诊疗实施过程中存在的困难，许多学者也进行了研究和分析。闫卫华等从利益相关者角度分析"下转难"的原因，提出了完善医保支付差异化相关政策、加强基层人才队伍的建设、加强对医院的补偿机制及建立健全"互联网＋医院"体系等相应的对策。李威懿通过517例患者问卷调查，分析了患者愿意上转及下转的原因，发现调查对象中只有23.79%知道了解"双向转诊"制度，完全不了解的占34.81%。此外，基层医疗水平差异、医保定点范围以及手续繁杂等是阻碍"下转"的主要因素，提出要加强"双向转诊"的宣传力度，完善医保政策，控制三甲医院的诊疗费用及加强社区医院建设等建议。

（3）分级诊疗影响因素

刘许欢等运用经济学中的供需理论，从供给和需求两个角度分析当前影响我国分级诊疗推进实施的相关因素。从供给层面主要有以下几方面：基层医疗机构因为医疗资源及人才的缺乏导致竞争力不足、医保差异报销及首诊制作用有限、大医院快速扩张及医联体构建中存在问题；从需求层面有以下影响因素：医疗服务是刚需品，居民的经济状况改善，可支配收入越来越高，对健康的重视和优质医疗产品和服务的要求提高，居民对分级诊疗制度的不理解，已经形成了有疾病就去大医院的就诊习惯，一时之间难以改变等。杨立成等利用解释结构模型法（Interpretative Structural Modeling Method，ISM）分析影响分级诊疗建设推进的相关因素，总结出来自政府机构、患者、医院、基层医疗机构等的15个相关影响因素，将其分为4个层级，分别是外部影响因素、技术影响因素、内部影响因素及直接影响因素，并且分析了4个层级间的关系。针对这些影响因素作者提出了要完善相关的配套政策、健全分级诊疗的内部运行机制、明确各级医疗机构的功能定位，以提升患者的满意度为核心内容等对策。

2．我国分级诊疗模式

目前，全国各地正积极开展分级诊疗的试点工作，我国分级诊疗实践模式主要沿着两条脉络展开：一是围绕医疗服务体系建设开展分级诊疗工作，旨在推进各级医疗机构间互相分工合作；二是以完善医疗保障制度的建设为突破点，通过改革医保差异化支付方式及完善其他相关政策的方式引导居民到基层医疗机构诊疗。

（1）围绕医疗卫生服务体系建设开展分级诊疗工作的相关实践

目前我国围绕医疗服务体系建设开展分级诊疗的实践主要有构建医联体、推广家庭医生签约、提升基层医疗机构服务能力及进行信息化建设 4 个方面。

① 医联体构建

医联体的构建是分级诊疗实践中较早开展的内容，医联体构建比较典型的城市有深圳市、宁波市、镇江市。2015 年 8 月，深圳市罗湖区将辖区内的区人民医院、区中医院、区康复医院、区妇幼保健院及区医养融合老年病科医院与 35 家社区康复中心进行整合，成为一个统一管理的罗湖医院集团，施行"总额控制、结余奖励"制度。成立了 6 个资源共享中心，实现资源优化配置的同时，还加大对社区康复中心的扶持，推动全区卫生工作重心下移，形成了大医院 – 小社康的功能错位配置、上下协调联动、医疗健康服务可持续的一体化运营格局。宁波市在市中心城区，分别以 5 家三甲医院为龙头，联合区域内其他 29 家二级医院、多个社区医院成立了 5 个医联体，医联体内实行理事会领导下的牵头医院负责制，开展统筹医疗资源的分配、加强基层人才建设、建设共享平台及开设固定的市级专家社区门诊等工作。镇江市于 2009 年 11 月以三甲医院为中心，专科医院及基层医疗机构为组成成员，成立了两个医联体集团，分别是江苏康复医疗集团和江苏江滨医疗集团，其中康复医疗集团为紧密型的医联体，江滨医疗集团为松散型的医联体，两大集团相互竞争，从而可以对比研究各自的优缺点，这一实践得到了国家卫计委的肯定并于 2016 年被列为模范做法。

② 推广家庭医生签约

推广家庭医生签约是为了家庭医生在基层能更好地发挥群众"守门人"的作用，强化社区对居民的日常健康管理，目前已在全国得到广泛的推广。比较典型的有上海、北京等地。上海市于 2011 年 4 月起在长宁区等 10 个区首先开始家庭医生签约制度的试行工作，推出了"1+1+1"组合签约模式（当地居民在自愿的前提下，选择一名社区医疗机构的家庭医生、一家当地的区级医院以及一家市级的大医院进行签约），目前上海市内与家庭医生签约的居民已经超过 400 万人。这种"1+1+1"模式取得的效果有以下几个方面：在家庭医生的帮助下，居民对慢性病如高血压、糖尿病等的管理、控制效果明显；居民有序就医模式初步形成；医疗费用得到有效控制；居民对签约社区所提供的医疗服务满意率明显提高。2016 年，上海的这种家庭医生签约模式被国家卫计委认定为推进分级诊疗的 4 个典型案例之一并向全国推广。2011 年，北京市率先将方庄社区卫生服务中心作为开展家庭医生服务模式的试点单位，最初以 15 个居委会为基础，每个居委会成立一支家庭医生服务团队，2015 年为顺应发展要求，重新组建了 18 支家庭医生服务团队，每支团队由一名社区的全科医生和一名护士构成了一对一的"医护绑定"，在注重提升这些家庭医生服务团队服务水平的同时，建立了智能化的社区居民慢性病管理系统。方庄社区卫生服务中心的家庭医生签约制度注重以患者为服务的中心，强调要为签约患者提供主动、便捷、连续的医疗服务。

③ 提升基层医疗机构服务能力

基层医疗机构是分级诊疗实施过程中的重要一环，提升基层医疗机构的服务能力是指通过提高基层医疗机构的诊疗技术和水平，建立居民对基层医疗机构的信任，吸引更多居民选择基层首诊。目前，全国各地都重视并采取相应措施来提高基层医疗机构服务能力，具体措施有加大对基层医疗机构的财政投入、建设基层人才队伍、强化上级医院的帮扶和指导、引入及下沉优质资源等。厦门市及深圳市罗湖区都是探索提升基层医疗机构整体服务能力过程中的典范。2012 年，厦门市率先推行"慢病先行、两病起步"策略，探索创立了由大医院的专科医生、基层医疗机构的全科医生及健康管理师联合服务的"三师共管"新模式。为强化基层能力，除了实施"三师共管""慢病先行，两病起步"外，还在基层机构设置转诊总监职位、改革基层激励机制，这些举措使得基层医疗机构的能力得到提升、诊疗人次明显增多的同时，也大大提高了基层医疗服务的利用率。深圳市罗湖区为提升促进基层服务能力，实施"四个结合"，一是基层医疗机构转型与再建相结合，二是培养与引进人才相结合，三是医疗与卫生相结合，四是医疗与养老相结合。这些举措在提升基层医疗机构各项服务能力的同时，也增加了居民对基层医疗机构的信任，满意度也得到明显提高，罗湖区社康中心的居民对于医疗服务的满意率已经连续 2 年位列全市第一。

④ 进行信息化建设

信息化建设是指建设互联网＋医疗，通过远程医疗、搭建信息平台等方式，一方面可以解决患者因为物理距离而导致诊疗不便的难题，另一方面通过打通上下级、在医疗机构间实现患者信息互联互通，从而达到提高诊疗效率、控制医疗费用的目的。2014 年 9 月，宁波市卫计委率先主导打造了宁波"云医院"平台，按照"政府主导、多方共同参与、市场化运作"原则，采用线上、线下服务相结合的 O2O 模式，搭建了"在线医疗服务""协同医疗服务""健康管理服务"这三大平台，使全市居民首次实现了"不出家门看云医、不出小区看名医、就诊医生网上进行随访、公共卫生电子路径、自己的健康自行管理"的目标，云医院平台推动了医疗资源的纵向流动，优化了医疗服务效率，在家庭医生、双向转诊等多个方面推动了分级诊疗制度的实施。山东省搭建了覆盖全省范围内全部医疗机构的多学科疑难杂症综合诊疗服务平台和双向转诊平台；深圳市罗湖区开发了"健康罗湖"App，居民可以使用 App 快速便捷地实现自我健康管理、预约就诊、预约转诊等医疗服务，在方便群众的同时也提高了医疗效率。

（2）完善医疗保障制度建设开展分级诊疗工作的相关实践

完善医疗保障制度建设，按作用对象可以分为引导患者就医行为和引导医疗机构诊疗行为两大类。

① 以经济杠杆引导患者基层首诊

以经济杠杆，通过不同级别医疗机构间医保差异化报销比例以及实行转诊报销制度等让患者更多地选择在附近的基层医疗机构就诊，避免去大医院扎堆就诊的情况。2013 年 10 月，青海省开始探索在省级范围内推行分级诊疗制度，先后制定了 4 项转诊政策，明确提出需要住院（转院）的患者应该严格按照"首诊基层医疗机构（一级医疗机构）—二级定点医院—三级定点医院"的分级诊疗及转诊程序。在实施过程中，青海省充分认识了经济杠杆的重要作用，制订了包括控制各级医疗机构相关费用、患者医疗自费比例、诊断符合率、药占比以及住院天数等 9 项控费措施。山西省长治市探索实施按病种分级诊疗，将支气管哮喘等 50 个非危急病种规定为县区域内分级诊疗病种，同时规定各县中心卫生院分级诊疗病种选择 5 种以上，从而提高了基层医疗机构的服务能力。南京市将城镇居民的医保制度与基层首诊制度相关联，规定了城镇居民常见病、多发病必须首先到基层医疗机构就诊，若没有通过基层医院的转诊直接去三级医院就医，相关的医疗费用将不予报销。

② 以经济激励提升医疗机构积极性

以经济调动各级医疗机构的积极性主要指通过医保支付方式的调整变革，以经济激励使各级医疗机构都能有动力主动落实分级诊疗制度，目前主要是为缓解大医院压力，让大医院放弃一些利益给基层医疗机构，从而提高基层医疗机构的积极性。深圳市罗湖医院集团 2015 年起通过"总额管理、结余奖励"的医保新型支付方式，促进医疗机构"以治病为中心"逐渐向"以健康为中心"转变。这种将参保人医保基金支付总额打包给医院集团以及规定参保人可以自由选择诊疗机构的方式，倒逼医疗机构通过积极提高自己的医疗效率、节省医疗成本、提升服务水平的方式从而获取更大盈利空间，这一做法获得了国际上的认可与世界卫生组织的赞赏。安徽省 2015 年为推进分级诊疗，成立县域医联体，并改革医改支付方式，实施按人头总额预算包干，规定超支不补、结余留用。这种方式不仅有效控制了患者的医疗费用，也增加了医疗机构的收益和医务工作者的收入。

1.1.2　国外研究现状

通过文献检索后发现，世界各国并无与分级诊疗完全契合的概念，但其"三级医疗""转诊""家庭医生""首诊"等概念正是构成分级诊疗的关键因素。西方发达国家经过长期的医疗体系改革，已经形成较为完善的三级医疗服务体系，但是医疗卫生服务体系不是一成不变的，随着经济的发展及科学技术的进步，人类疾病谱系发生改变、医疗费用上涨及自身医疗体系运行过程中暴露弊端等问题要求各国不断完善医疗卫生服务体系。通过对国外分级诊疗相关论文的检索后发现，近些年国外学者对分级诊疗的研究方向主要有以下几个方面：医疗卫生模式、慢性病的管理、医疗费用的控制等。

国外学者对医疗卫生模式的研究主要是针对欧洲国家和美国。英国是世界上首先实施分级诊疗制度的发达国家，有着典型的三级医疗服务体系，初级医疗主要由全科医生为一些常见病患者提供门诊服务；二级医疗主要由相关医疗机构为一些危急、病情严重以及需要专科治疗的患者提供服务；三级医疗主要为病情复杂患者提供更专业、更高端的诊疗服务以及重症疾病的精细护理服务。德国率先确立了医疗保险体制，并将本国的医保制度与分级诊疗制度相结合。德国实行门诊和住院二者分离的医疗服务体制，大的综合性医院不提供基础门诊医疗服务，而是由社区医院来负责，患者生病时必须先到社区医院诊治，如需要专科诊疗或需要住院服务，则再由社区医院的全科医生负责联系上级医疗机构。德国的医疗保险采用"第三方支付"的方式，若大医院为患者提供门诊则医保不予支付该患者的诊疗费用；若社区医院将不符合转诊条件的患者转诊，则对该医生予以降级或降低医保支付费用的处罚。美国政府在医疗卫生服务体系中不是主导者而是协助者，商业保险占据主导地位，完善的双向转诊制度将美国的基层医疗机构、二级医院及三级医院相互关联起来，为分级诊疗制度的实施夯实了基础。同时，美国的家庭医生充分担当好了"守门人"的角色，这些家庭医生多为私人营业的全科医生，每个家庭几乎都有自己的家庭医生，为他们提供初级的医疗服务。

据 WHO 的调查统计，全世界范围内因慢性非传染性疾病而直接导致死亡的人数占总死亡人数的 50% 以上，是人类的头号杀手。这些慢性非传染性疾病（心血管疾病、糖尿病、肿瘤等）的治疗费用支出占医疗总支出费用的 70% 以上，给各国带来了沉重的经济负担。早在 20 世纪 90 年代，欧美各国就纷纷探索慢性病的管理模式。1998 年，美国 Wagner 首先提出了慢性病管理模型（Chronic Care Model，CCM），这种模式以患者自我管理为中心，医疗工作者及其对应的医疗方式同时干预。这种模式加强了患者与医护人员的关联，也提升了慢性病的管理效率，一经提出就得到了世界范围内的广泛认可并被美国、瑞士、澳大利亚及加拿大等多国应用。因为 CCM 模型实践中存在一些不可避免的问题，WHO 于 2002 年提出了慢性病创新护理模型（Innovative Care for Chronic Conditions Framework，ICCC），这个模型可以分解为微观、中观、宏观 3 个层面，分别是患者互动、社区医疗与服务组织、相关政策方面，更适合于医疗资源缺乏的中低收入国家。目前，世界各国纷纷重视对慢性病的管理，荷兰重视加强对慢性病的预防；英国努力改善对多发病患者的管理，满足慢性病患者对获得初级保健的日益增长的需求；美国则尽力为初级保健提供足够的劳动力、组织和资金，以确保为其民众提供慢性保健的预防和控制。这三个国家都试图重新组织围绕患者的护理，并把他们的需求放在中心位置。

医疗费用上涨是世界上各个国家普遍遇到的挑战，分析其原因有以下几个方面：现代医疗新技术的发展和普及，如基因技术、内镜技术、化工制药等，这些技术在推动医疗进步的同时也增加了医疗费用；随着经济的发展，人们对健康的需求越来越高，医疗保险开始覆盖普及，自付比例降低，进一步加大了医疗需求；世界人口老龄化，人类寿命逐渐提高，老年人口所占比例逐渐升高，医疗资源消耗量增大；环境污染、抗生素滥用等使人类疾病谱发生了重大变化，恶性肿瘤、心血管疾病等慢性病发病率上升，艾滋病、SARS 等具有传染性的疾病层出不穷，加大了医疗负担。为控制医疗费用，德国改革传统的医疗保险支付方式，推出按疾病诊断相关分组（Diagnosis Related Groups，DRG）支付方式和点数法支付方式来分别控制住院及门诊的医疗费用；2002 年，德国开始实施疾病管理项目（Disease Management Programme，DMP），通过对慢性病相关疾病的预防来降低医疗费用；德国还出台了一系列法律政策来严格控制各类药品的价格，规定医疗机构的收入只来自医疗服务，与使用药品无关。德国这一系列举措有效控制了本国的医疗支出，也得到了 WHO 的赞赏。

1.1.3　简要评述

通过对国内外分级诊疗研究现状进行归纳整理，可以发现具有以下的 3 个特征。

（1）欧美各个发达国家推进分级诊疗的历史长达百年，已经形成相对完善的分级诊疗制度，目前国内学者主要集中对英国、德国、美国等一些欧美发达国家的医疗服务体系进行分析研究，针对该国的医疗保险制度、全科医生、家庭医生和医保支付方式等某一方面，研究内容上过于简单、单一，没有全面系统的分析，更少有学者将多个发达国家医疗体系放在一起进行深入的对比研究。

（2）随着经济社会的发展，各国家都需要面对医疗费用上涨过快、医疗支出负担加重的问题，为有效控制医疗费用、提升本国医疗卫生服务水平，都在不同程度地对本国进行医疗体制的改革。发展中国家也如此，并取得了世界瞩目的成果，但国内外少有学者对发展中国家的医疗体系进行研究，更少有相关的对比研究。

（3）我国的分级诊疗制度起步较晚，近些年正处在积极探索阶段，国内多个省市开展了不同类型的分级诊疗模式试点研究，目前主要集中在对基层首诊、双向转诊、分级诊疗影响因素及分级诊疗模式进行研究，对分级诊疗具体的实施效果进行评价分析的文献较少，将定量研究与定性研究相结合评价分级诊疗实施效果的研究更是少之又少。

1.2　研究内容

本书主要针对江苏省医疗卫生服务体系近些年改革成果及实施情况进行全面系统的分析，多角度、全面了解医疗卫生服务体系及其分级诊疗制度运行现状的同时，找出现行制度的瓶颈，同时借鉴国外发达国家和发展中国家的经验和教训，为进一步完善分级诊疗制度的政策设计和深化医疗卫生服务体系改革提出建设性建议。

1. 理论研究部分

（1）发达国家医疗卫生服务体系分析：选取美国、日本、英国这 3 个典型的国家，在了解掌握其特有的医疗卫生服务体系的发展史基础上，运用罗伯茨模型从控制项目、中间绩效措施以及绩效实施目标 3 方面共 11 维结构对各国医疗卫生服务体系现状进行全面系统的分析，从而得出成功经验和需要规避的教训。

（2）发展中国家医疗卫生服务体系分析：选取古巴和泰国这 2 个作为中低收入国家却能实现全民医保覆盖的典型国家，了解其医疗卫生服务体系发展史，并运用罗伯茨模型从 11 维结构进行全面的分析，寻找其能够以低投入却在医疗卫生上取得世界赞誉的成绩的原因。

（3）江苏省医疗卫生服务体系及其分级诊疗制度分析：通过对江苏省医疗卫生物力、财力、人力资源配置等现状分析，对江苏省医疗卫生服务体系的运行效果和现存的问题进行系统研究。结合对国外分级诊疗制度优越性的介绍以及江苏省实施分级诊疗制度的必然性，最后结合国家"十三五"医疗卫生体系的建设规划，把握政府进一步深化医疗服务体系改革和推进分级诊疗制度的方向。

2. 实证研究部分

（1）江苏省医疗卫生资源配置公平性研究：通过基尼系数、洛兹曲线和卫生资源密度指数（Health Resource Density Index，HRDI），从人口、地理两个维度对江苏省医疗卫生人力、物力、财力资源的分配进行公平性研究，分析江苏省及其所辖 13 个市医疗资源的增长以及分布情况，全面了解现今江苏省医疗卫生资源配置的情况及发展的趋势。

（2）江苏省医疗卫生资源配置效率的研究：利用数据包络分析（Data Envelopment Analysis，DEA）软件，选取 2014—2018 年的医疗机构数、卫生工作者数量、政府财政补助收入和医疗机构总支出费用等投入、产出指标，对江苏省全省医疗卫生资源配置的效率进行纵向分析，对江苏省 13 市的资源配置效率进行横向分析，找出 DEA 结果无效的城市并通过计算投影值和实际值提出整改建议。

（3）江苏省医疗卫生资源 Malmquist 指数分析：通过计算 Malmquist 指数，对江苏省及其所辖 13 市医疗资源全要素生产率分别从纵向和横向角度进行全面分析，了解江苏省内医疗卫生资源效率的变化，找寻导致医疗资源效率下降的影响因素，为提升江苏省医疗资源效率提供建议。

1.3 研究方法

1.3.1 罗伯茨模型

罗伯茨模型于 2003 年由牛津大学的罗伯茨（Roberts）教授提出，这个模型主要受众对象是积极进行医疗改革、追求医疗更公平与更高效率的全世界各国医疗卫生改革者们。罗伯茨模型由 11 维结构组成（图 1-2）。

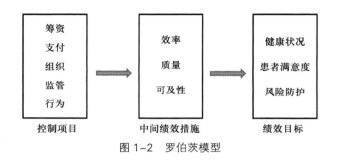

图 1-2 罗伯茨模型

组成结构定义：

筹资——为医疗卫生部门筹措从事健康相关活动资金的所有机制：国家税收、医疗保险、医疗机构的收入、患者自付费用、收费机构及其优先事项的设计。

支付——向医疗卫生服务提供者支付相关费用的方式：医务人员薪酬制度、卫生服务价格机制、医保支付方式以及报销政策等，这些支付方式共同形成了影响医疗服务提供者工作的激励机制。

组织——对医疗卫生服务提供者进行角色定位和功能划分，进行医疗运营机制的改革，从而改变各级医疗机构协同合作或相互竞争关系，明确其服务对象、服务的内容和范围、承担的风险和责任。

监管——国家为了严格规范医疗卫生行业（医疗卫生服务提供者、医疗保险单位、患者）的行为而制定的相关政策和采取的一系列强制措施，分为事实监管和法律监管。

行为——为影响个人卫生健康行为选择而采取的措施，主要方式是宣传以及说服教育：如宣传分级诊疗制度，引导居民基层首诊；加强禁烟宣传，劝导群众少吸烟；传染病流行期着重宣传注意个人卫生，戴口罩、勤洗手等。

　　注：筹资、支付、组织、监管、行为之间可以相互影响，一个因素的改变可以导致其他因素的改变。

　　效率——医疗投入与产出的比率关系。医疗卫生部门的效率包括两方面，技术效率：医疗卫生服务的平均成本；医疗资源配置效率：医疗卫生资源能否得到最大化的使用，满足群众的医疗需求。帕累托最优（Pareto Optimality）是公平与效率的"理想王国"。

　　质量——医疗卫生服务的质量包括服务的数量和服务的质量，临床质量包括医疗工作者的医疗技能水平、诊断的精准率、良好的治疗处置，也包括治疗和医务人员的可获得性。

　　可及性——是指有医疗需求的患者获得相应医疗卫生干预的程度和便捷程度，是评价医疗卫生服务的一个重要指标，不仅包括完善的硬件医疗设施，便捷的预约系统，还包括地理位置上的接近，病情的熟悉程度，心理上的密切程度，以及经济上的可接受性等。

　　健康状况——健康状况指标有：期望寿命、传染病死亡率、儿童死亡率、婴儿死亡率、产妇死亡率、死亡原因及慢性病发病率等。2000 年 9 月，189 个国家共同签署的《联合国千年宣言》明确了千年发展目标的指标：婴儿及 5 岁以下儿童死亡率、接种麻疹疫苗 1 岁儿童比例、产妇死亡率、由卫生技术人员接生新生儿的比例、产前护理覆盖率、15 ～ 24 岁艾滋病毒感染率、艾滋病重度患者获得抗逆转录病毒药物的比例、肺结核以及疟疾的发病率和死亡率。评估一个国家的健康状况主要运用以上相关指标。

　　患者满意度——是指患者按照自己的意愿，针对自己在健康、疾病、生命质量等多方面的要求及期望，对自己所享受到的医疗卫生服务情况的满意度评价。

　　风险防护（指标）——疾病风险防护是指采取相应的措施预防对应的疾病发生、发展。如糖尿病患者控制血糖情况和预防相应的并发症发生，儿童接受免疫疫苗接种预防相应疾病的发生，青春期及青、中年女性接种 HPV（Human Papilloma Virus）疫苗预防宫颈 HPV 感染及宫颈癌的发生等。

1.3.2　系统分析法

　　系统分析法是指把研究的事物看作一个有机统一的整体，这个整体由许多的子系统组成，每个系统可以相互作用、相互影响、共同协作，每个子系统又可以看成一个整体进行独立的分析。医疗卫生服务体系作为社会经济体制中的一个重要子系统，也可以看作一个独立的整体，这个整体包含分级诊疗、医疗保险、预防保健和药物体制等多个子系统；分级诊疗又包含三级医疗机构、家庭医生、转诊制度等多个子系统。因此，分析分级诊疗不能单纯地分析分级诊疗系统的内部组成，还应运用系统分析法，从经济、人口、政治和社会等多方面分析分级诊疗影响因素。本书在研究分级诊疗制度时，不仅对制度内部组成进行分析，也对与制度相关的影响因素进行分析。

1.3.3　比较分析法

比较分析法是将 2 个或 2 个以上事物或者事件对比分析。通过将关联的事物放在一起来进行对比分析，可以发现不同事物之间存在的异同之处，更直观地了解事物的高低、优劣，并分析相关影响因素。本书利用一个统一的模型，将发达国家间、发展中国家间医疗服务体系分别进行直接的比较分析，同时从横向和纵向多角度地将不同年份的江苏省分级诊疗制度的实施情况进行动态分析。

1.3.4　洛伦兹曲线与基尼系数

洛伦兹曲线于 1907 年由奥地利统计学家 M. O. 洛伦兹（Max Otto Lorenz）首次运用，用于比较分析国家收入及财富的分配是否平等；基尼系数于 1922 年由意大利统计与社会学家 Corrado Gini 提出，是国际上用以权衡一个国家或地区民众收入之间差距的常见指标。洛伦兹曲线与基尼系数现在已被学者广泛运用于一个国家或地区各项医疗资源分配的公平性研究。

洛伦兹曲线的 X 轴代表人口或地理的累计百分比，Y 轴显示医疗资源（机构、床和卫生工作者）的累计百分比，对角线表示绝对相等。距离绝对相等曲线的距离越远，表示越不公平。基尼系数是一个相对值，最大为 1，最小为 0，数值越接近于 1，表明公平性越差；数值越贴近 0，表明公平性越好。基尼系数 < 0.2 表示配置绝对公平，0.2 ～ 0.3 表示配置比较公平，0.3 ～ 0.4 表示配置相对公平；0.4 ～ 0.5 表示相对不公平；大于 0.5 表示严重不公平。基尼系数公式如下：

$$G = 1 - \sum_{i=0}^{k-1} (Y_{i+1} + Y_i)(X_{i+1} - X_i)$$

式中　Y_i——江苏省各市按照当年人均（或地域面积平均）卫生资源占有排序后，
　　　　　　第 i 市的人口（或地域面积）累计百分比；

　　　　X_i——江苏省各市按照当年人均（或地域面积平均）卫生资源占有排序后，
　　　　　　第 i 市的卫生资源累计百分比。

1.3.5　泰尔系数（Theil）

　　泰尔系数是通过利用信息理论中的熵观念来计算不平等，泰尔指数是一个
相对指标，没有关于不平等程度的普遍评估标准。泰尔指数的代表性指数主要
包括 Theil-T 指数和 Theil-L 指数。文献报道中指出，Theil-T 指数针对上层收入
水平的改变较为敏感，而 Theil-L 指数则针对下层收入水平的改变较为敏感。鉴
于本书的主要研究对象是覆盖广大人民群众的卫生资源，因此选用 Theil-L 指数
的数学模型进行卫生资源分配的公平性分析。一般来说，泰尔系数越小，说明
公平性越好；泰尔系数越大，说明公平性越差。泰尔系数相关公式如下：

$$T = \sum_{i=1}^{n} p_i \lg \frac{P_i}{E_i}$$

式中　P_i——江苏省各市的人口数（或地域面积）占全省总人口数（或地域面积）
　　　　　　的百分比；

　　　　E_i——江苏省各市拥有的医疗资源占江苏省全省医疗资源总量的比例。

1.3.6　泰尔系数分解

　　泰尔系数通常分为组间不平等与组内不平等两部分进行不平等根源的分析
研究，具体公式如下：

$$T = T_{组间} + T_{组内}$$

$$T_{组间} = \sum_{g=1}^{k} P_g T_g$$

$$T_{组内} = \sum_{g=1}^{k} P_g \ln \frac{P_g}{E_g}$$

式中　$T_{组内}$——组内差异，本书中为苏南、苏中和苏北各地区内部卫生资源配
　　　　　　置的差异；

　　　　$T_{组间}$——组间差异，本书中为苏南、苏中和苏北各地区之间卫生资源配
　　　　　　置的差异；

　　　　P_g——苏南、苏中和苏北各地区占全省总人口数（或地域面积）的百分比；

E_g——苏南、苏中和苏北各地区占全省资源总数的百分比；

T_g——苏南、苏中和苏北的 Theil-L 指数。

1.3.7　卫生资源密度指数

卫生资源密度指数（$HRDI$）同时兼顾了人口以及地理因素的双重影响，运用 $HRDI$ 可以避免由人口或地理区域的单独一方引起的偏见。$HRDI$ 等于每千人每平方千米医疗卫生资源的几何平均值，$HRDI$ 值越高，表明医疗卫生资源越丰富。具体公式如下：

$$HRDI = \frac{HR_i}{\sqrt{A_i P_i}}$$

式中　HR_i——江苏省某市或某地区 i 拥有的卫生资源数量；

A_i——江苏省某市或某地区 i 的面积（平方千米）；

P_i——江苏省某市或某地区 i 的人口数量（千人）。

1.3.8　DEA 模型

数据包络分析（DEA）是由美国运筹学家 A. Charnes 和 W. W. Cooper 等人于 1978 年提出的一种用于效率评价的方法，运用多个投入及产出指标计算绩效的综合评价，在经济学领域运用广泛。近些年国内外学者广泛运用 DEA 模型进行医疗资源配置效率及医疗机构效率的评价，由于 DEA 模型具有使用便捷、便于操作、实用性强等特点，已经用作评价医疗卫生领域的重要研究方法。

本书将运用 DEAP V.2.1 软件对相关指标进行分析，考虑到在医疗卫生资源配置中规模、效益都是可变的，因此将选用 BBC 模型进行分析。在该模型下，综合效率（crste）可以分解为纯技术效率（vrste）和规模效率（scale）的积，即综合效率（crste）= 纯技术效率（vrste）× 规模效率（scale）。

DEA 仅能测量一段时间内的相对效率，而 Malmquist 指数可以反映从 t 开始到 $t+1$ 时间的生产率的动态变化情况。Malmquist 也被称为全要素生产率变化（total factor productivity change，tfpch），可以分为效率变化（efficiency change，effch）和技术变化（technology change，techch）；效率变化又可以拆分为纯技术效率变化（pure technology change，pech）和规模效率变化（scare efficiency change，sech）；即全要素生产率变化 = 效率变化 × 技术变化，效率变化 = 纯技术效率变化 × 规模效率变化。

1.4 资料来源

1.4.1 文献资料

通过检索中文多个数据库（中国知网、万方、维普等）、外文多个数据库（Pubmed，ScienceDirect，Springer Link 等）以及广泛收集相关书籍、百度文库等资料，整理归纳发达国家（美国、英国、日本）、发展中国家（古巴、泰国）医疗卫生服务体系及其框架下分级诊疗制度相关内容，以及全国、江苏省及其所辖地级市、其他省市分级诊疗政策及实施的相关内容。

1.4.2 二次资料利用

本书数据源于江苏省及其所辖 13 个各地级市卫生健康委员会官方网站、《江苏省卫生计生年鉴》、江苏省统计局官方网站和国家统计局官方网站，并对获取的数据进行整理、归纳、加工及总结。

第 2 章
发达国家医疗卫生服务体系研究

　　罗马不是一天建成的，一套完善的医疗卫生服务体系不可能一蹴而就，需要经过长达几十年甚至几个世纪的时间才能形成。而且，医疗卫生服务体系不是一成不变的，随着经济社会的发展和新的医疗技术不断出现，即使那些已经形成较为成熟的医疗卫生服务体系发达的国家也需要不断地调整。医疗卫生服务体系运行中存在的问题是改革的直接原因。一般来说，医疗体系改革进展缓慢，但问题积累到一定程度，发生某些危机事件或者涉及一定比例的人口，引起社会的广泛关注，就会大大促进医疗体系改革进度，从而促使政府出台相应政策，对医疗卫生服务体系进行相应的调整。

　　世界上没有完美的医疗卫生服务体系，只有适合本国国情的医疗卫生服务体系。任何一个国家医疗卫生服务体系的构建和演变都是受到当时本国特定的政治、经济、社会形态、文化和价值取向这 4 个因素的影响。当前，欧美发达国家经过几十年甚至长达百年的改革，已经形成了较为完善的分级医疗卫生服务体系，其医疗卫生服务体系值得我们借鉴学习。本书选取了 3 个具有代表性的发达国家：美国（代表市场主导型医疗体系）、英国（代表政府福利型医疗体系）、日本（代表社会保险型医疗体系），并运用罗伯茨模型进行分析研究。

2.1　美　国

　　美利坚合众国（the United States of America）是一个多民族、多文化、多人种和多宗教的国家，现有 50 个州和首都华盛顿—哥伦比亚地区，国土面积 980

万平方千米，人口 3.27 亿（截至 2019 年）。两次世界大战奠定了美国的超级大国的国际地位，几十年来，美国一直是世界第一强国，2018 年，美国 GDP 总量为 20.5 万亿美元，占全球 GDP 总量的 24.17%；人均 GDP 6.25 万美元，是全球人均水平的 5.6 倍。美国拥有复杂的经济体系，医疗卫生产业在经济以及就业方面都占了极大的比例，据统计，美国每年的医疗卫生总支出占 GDP 的比重高达18%，并且这个比例还在持续增长中。尽管美国每年将生产总值的近 1/5 用于医疗支出上，但它又是唯一一个没有实现全民医保覆盖的发达国家，因此美国的医疗卫生体系一直在世界各国学者中是争议最大的。

2.1.1　美国医疗卫生服务体系历史沿革

1713 年，美国首座医院在费城诞生，威廉·佩恩设立这家医院旨在帮助穷人解决住宿问题；1751 年，美国建成了第一家用于治疗疾病的医院——宾夕法尼亚医院，由本杰明·富兰克林设立。最初这些医院均是由私人设立的非营利性机构，主要为身患疾病需要治疗的患者提供医疗服务。1789 年美国联邦政府正式建立以后，政府开始逐渐介入医疗领域；美国国会决定强制扣除一部分海军工资用来建立专门的海军医院。19 世纪初，州政府开始注意卫生保健方面的建设，设立精神卫生机构、在工作场所周围设立为因工作致病的患者提供医疗服务的诊所。

19 世纪末，美国经济迅速发展，工业化及城市化进程加快，关于人们健康和医疗的问题被逐渐重视。1912 年，西奥多·罗斯福（Theodore Roosevelt）在新一届总统竞选时提出建立美国全民医疗保险体系，他认为，要"支持社会保险制度，包括建立医疗保险制度，如果一个国家的人民不能拥有健康，那么这个国家也不会强大起来"，但最终因为老罗斯福总统的竞选失败，美国全民医疗保险的概念首次登场便无疾而终。

1929 年，蓝十字医保计划（Blue Cross）在德克萨斯州诞生，达拉斯市内学校的教师们每人每个月交只需缴纳 50 美分（约等于今天的 5 美元）给贝勒大学医院，患病时不需要再额外付费就可以在双人病房住院 21 天接受相关医疗服务。蓝十字计划的诞生也催生了蓝盾计划（Blue Shield），蓝盾计划是主要提供医师门诊治疗的保险服务。此后，随着美国国内出现严重的经济危机、第二次世界大战的爆发以及美国内部国会的强烈反对，美国的全民医保计划暂时搁置。

第二次世界大战后，随着青霉素等抗菌药物的出现、医师医疗技术的精进以及经济的发展，人们对健康的重视程度越来越高，美国商业保险迅速发展，到 1955 年美国参保人数达到 1 亿多，市场份额超过 55%，成为当时主流的保险形式。但私人商业保险为了降低风险，对保险对象具有选择性，公司里年轻力壮的雇员成为主要客户，对于老人、残疾人和穷人则选择性规避。直到 1965 年美国国会终于通过了两项公共医疗计划，一个是面向老年人及残疾人的医疗保险计划（Medicare），另一个是针对穷人的医疗补助计划（Medicaid），这大大增加了医保覆盖率。此后，美国的多位总统，如尼克松、克林顿等都曾提出推行全民医疗保险计划的改革，但最终结果都是失败的。

2010 年奥巴马总统签署了《患者保护与平价医疗法案》（*Patient Protection and Affordable Care Act*，ACA），这是继 Medicare 和 Medicaid 计划后美国联邦政府通过的又一项重要医疗立法项目，旨在通过全方位的医疗变革，达到改善美国医疗服务的可及性、控制总的医疗费用，提升医疗服务质量的目的。2014 年 1 月，该法案正式生效实施，该法案核心内容之一为明确规定医疗保险公司不可以拒保既往有病史的民众或者提高其保费；此外还有一项重要规定，即美国 26 岁以下无工作的年轻人在找到为其投保的雇主前，可以继续将医疗保险寄放在以其父母医疗保险为基础的"家庭计划"中。ACA 大大提高了美国医保覆盖率，改善了民众的医疗服务质量，但政府医疗支出增多，患者的自付比例提高，最终后任美国总统唐纳德·特朗普于 2017 年宣布废除《患者保护与平价医疗法案》，奥巴马的全民医疗保险计划也告终。

2.1.2　美国医疗卫生服务体系现状

1．筹资

美国作为世界上最发达的国家，每年医疗支出占 GDP 的比重高达 18%，是国际上医疗支出占比最大的国家，如此庞大的医疗费用承担者是政府、雇主、医疗保险公司以及患者本人（图 2-1）。

政府的财政支出是美国医疗开支主要来源之一，既有联邦政府财政支出，也有各个州、县等地方各级政府的财政支出。美国政府可以分为联邦、州、县、市镇这四级政府，各个级别的政府自己治理，只需要对本辖区的选民负责，无须接受上级政府的管控，上级政府也无权任命下一级政府，各级政府的财政及预算也各自负责，互不干涉。2017 年，联邦政府的医疗财政共支出 10 671 亿美元，占美国医疗总开支的 31%；各级地方政府的医疗财政支出费用 2206 亿美元，占总医疗支出的 6%。政府的医疗支出主要用于医疗照顾（Medicare）和医疗援助计划（Medicaid）。"医疗照顾计划"主要针对 65 岁以上的老年人、终身残疾的患者及其家属以及肾病晚期的患者，由联邦政府财政出资，为他们提供免费的门诊及住院医疗服务、免费的药品等。"医疗援助计划"（Medicaid）主要针对低收入的居民个体或者整个家庭，由联邦政府与地方政府一起出资，直接帮助受助者向医疗服务提供者进行医疗费用的支付，这些受助者只需要为某些特殊的医疗服务支付一小部分的费用，目前美国 50 个州全部参加了该计划。儿童健康保险项目作为医疗援助计划的一部分，主要由联邦政府财政拨款为美国低收入家庭的儿童提供医疗保险。2017 年，医疗援助计划总支出费用共 5819 亿美元，其中联邦政府财政补助 3612 亿美元，地方政府补助 2206 亿美元。随着人口老龄化以及医疗费用支出的上涨，美国各级政府的医疗财政支出压力也越来越大。

医疗保险公司是美国医疗支出的又一重要来源。2017 年，医疗保险公司总付费为 13 165 亿美元，占美国总医疗支出的 38%，其中私人医疗保险一共支出 11 839 亿美元。美国的私人医疗保险可以分为非营利性保险（主要为蓝十字计划及蓝盾计划）和盈利性保险两类。绝大多数美国 65 岁以下的职工由雇主为他们统一购买私人医疗保险，雇主需要承担 75% 的医保费用，职工个人承担 25% 的医保费用，雇主承担的部分作为工资福利成本，可以免缴企业所得税。大型企业（雇员超过 500 名）实行自我保险，他们往往与保险公司签约，让保险公司运营本单位的职工医疗保险；小企业主如会计师、律师等或自由职业者等往往通过当地的行业协会一起去保险公司购买；个人或单个家庭也可以单独从私营保险公司购买，但保险公司会针对他们进行年龄、病史、家族史以及现在健康状况分析从而决定是否承保，医保的费用也会相对高出许多。

患者在接受医疗服务的过程中需要支付医疗保险合同中规定的自付部分，2017 年，患者自付的医疗费占整个医疗支出的 10%。2018 年，全球最大的医疗信息化盛会 HIMSS（Healthcare Information and Management Systems Society）的年会上，一项由 Trans Union Healthcare 给出的报告显示，美国 2016 年患者的平均自付医疗费用为 1630 美元，2017 年，患者的平均自付医疗费用 1813 美元，同比上涨了 183 美元，涨幅达到 11%，这说明患者看病的花费越来越贵。

美国的医疗支出中其他来源的资金占 15%，这些资金包括其他第三支付方和项目、慈善、投资等。

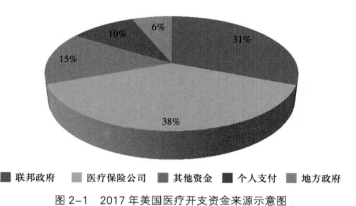

图 2-1　2017 年美国医疗开支资金来源示意图

数据来源：美国医疗保险和医疗补助服务中心（Centers for Medicare & Medicaid Services，CMS）
https：//www.cms.gov.

2. 支付

美国的医疗保险支付方式通过几十年的改革，从按数量付费走向了按质量和价值付费之路。起初美国实行后付制的支付方式，在医疗机构对患者完成相应的医疗服务项目后再予以给付相关费用，这种后付制支付方式诱导医疗机构通过增加患者的服务项目来提高服务成本，容易造成过度医疗的局面。相关研究数据显示，后付制支付方式下美国的医疗支出急速增加，从 1967 年的 30 亿美元快速涨至 1983 年的 370 亿美元，17 年的时间增长了十几倍。

1983 年 10 月，美国进行医保支付方式的全面变革，推出了预付制全新支付方式（Prospective Payment System，PPS）以试图控制急速上涨的医疗费用。预付制实行医疗服务费用预估机制，按照提前设定好的支付标准提前支付患者群体所需的相关医疗服务费用，包括按人头付费、按单病种付费以及按疾病诊断相关分组（Diagnosis Related Groups，DRGs）进行付费等，并在实际操作过程中对费用进行监测，如果存在差异，可返还并予以记录。PPS 和 DRGs 的出现有效控制了美国的医疗支出，美国医疗照顾计划（Medicare）的医疗支出增长速度由 1983 年的 18.5% 大幅度减少至 1990 年的 5.7%，其中手术患者的医疗费用增长速度从 1984 年的 14.5% 降至 1992 年的 6.6%；住院患者的平均住院天数也从 1980 年的 10.4 天逐渐降低至 1995 年的仅 6.7 天。经过几十年的不断完善，美国形成以 DRGs 为主的较为完善的复合医疗费用支付体系，标志着美国从按数量支付向按质量的医疗付费模式过渡。

1992 年，美国价值医疗付费计划开始萌芽，哈佛大学率先以医疗资源的消耗量为依据、以相对价值为衡量尺度，开发出新的医疗费用支付模式 RBRVS。这种支付方式根据"相对价值费用率"来制订医疗服务项目的价目表，采用预付制，将相关医疗费用提前预付给诊疗的卫生工作者，从而规范他们的服务收费。近些年，美国着手进行医疗支付方式的全新改革，陆续推出 4 种价值付费模式：医疗之家模式（Patient-Centered Medical Home，PCMH），责性医疗组织模式（Accountable Care Organizations，ACO），捆绑式支付模式（Bundled Payment），按绩效付费模式（Pay for Performance，P4P）。①医疗之家模式以患者为中心，由保健医生为患者提供所需的综合性的、多样的基本医疗保健服务（包括预防、诊疗、慢性病管理以及提供心理问题咨询等），让患者在诊疗过程中体会到爱与关怀，患者的就诊体验也直接与绩效奖励相关。PCMH 模式下患者的就诊信息、检验报告等可以共享，从而减少了重复检查等医疗开支，节约了医疗费用，这一模式也获得了世界卫生组织的赞誉，被称为"最经济，最适宜"的医疗卫生保健服务模式。②责任医疗组织是由医院、医生（家庭医生、专科医生、医疗保健医生）与其他医疗机构自愿结对形成的网络化合作的组织，主要适用于医疗照顾计划（Medicare），目的是在降低医疗成本的同时，为老年患者提供更加优质便捷的医疗服务。ACO 中各个成员是一个整体，共同承担风险的同时也共同分享回报，如果在达到质量标准的前提下，节约了相关医疗资源，医疗成本低于财政预算，部分结余将被作为 ACO 的奖金，由各个成员共享。③捆绑式支付模式于 2011 年由美国医疗照顾和医疗援助计划管理中心（CMS）提出，又称病程付费模式，其支付方式是对某一种疾病的所有医疗服务项目或者某一病程的部分医疗服务项目的所需费用，根据具体情况补偿支付给一个或者多个提供医疗服务项目的机构。捆绑支付模式下医疗服务提供者需要承担自己提供医疗服务的成本风险，如果医疗服务成本低于补偿支付的标准，那么提供者可以获得一定的收益；如果医疗服务成本高于补偿支付标准，那么提供者需要承担一部分的医疗损失。2013 年，CMS 制订了四种不同支付模式以改进捆绑支付模式，模式一是对急性住院病程费用捆绑支付，该模式 2016 年 12 月已停用；模式二针对住院、各类并发症的服务以及出院后的康复服务实行后付制的捆绑支付方式；模式三针对急诊住院以及后期的康复服务采用后付制的捆绑支付方式；模式四是预付住院治疗费。④按绩效付费模式为基于绩效的医生薪酬激励制度（Merit-Based Incentive Payment System，MIPS），是美国医疗按质量支付的重要部分，2019 年美国联邦照顾计划（Medicare）开始使用医生质量报告系统（Physician Quality Reporting System，PQRS），用医疗的质量、医疗成本及资源利用率、健康信息交互性及促进健康活动来综合评价一个医生的表现，将医生的薪酬与医疗质量挂钩，MIPS 有着严格的考核评分系统并设立"奖惩"制度，根据评分对医生的薪酬进行正负比例的调整。

3. 组织

美国的医疗服务提供者主要包括医生、医疗机构、长期保健机构以及药房等，其中医生及医疗机构是美国医疗服务的供给主体。美国的医生与医院是两个相对独立的个体，据统计数据显示，2015 年在全美注册的 104 万名医生中只有 7.2% 的医生受雇于医院，绝大多数的医生选择自由执业，这些医生既可以自己单独开诊所独立行医、自行组成医生组织，也可以与医院签订协议，在医院内行医。

美国的医生主要分为家庭医生和专科医生这两类，在所有医生中单独行医的家庭医生占比最高，约为 24%，专科医生分为内科医生、妇产科医生、心脏科医生、肿瘤科医生、牙科医生等，其中内科医生是所有专科医生中占比最高的，约占美国医生的 13.2%。美国的家庭医生具备全面的医疗技术和专业的诊疗技能，主要为患者提供日常的保健医疗、防疫、常见疾病的基础诊疗以及复杂性疾病的转诊服务，必要时还可开展诊疗范围内的手术、急性疾病的诊疗、接生以及心理疏导等服务。专科医生在其专业领域则具备更加突出的医疗技术，一般为患者提供针对某一具体领域的专业性的医疗服务。美国的家庭医生承担着"守门人"的重要角色，患者生病时首先需要联络自己的家庭医生，由家庭医生予以诊疗。如家庭医生觉得病情确实需要专业的医生诊疗，则会帮助联络相关专业的专科医生会诊，根据该专科医生的具体会诊情况决定是否转诊。

美国的医疗机构主要是医院，具体可以分成公立的医疗机构和私人的医疗机构，其中私人的医疗机构又可以更具体地分成非营利性质的医疗机构和盈利性质的医疗机构（图 2-2）。2018 年，美国医院协会（The American Hospital Association，AHA）统计报告显示，全美现有 5534 家医院，其中政府办的医院约占医院总数的 20%，包括联邦医院、州医院、县医院以及区域医院等。美国的公立医院主要是向特定的群体提供免费的医疗服务（老人、穷人、军人以及印第安人等）。私立医院是普通美国民众接受医疗服务的主要提供者，其中私立的非营利性质的医院占据主要位置。非营利性医院虽然没有各级政府财政直接支持，但享受当地政府出台的税收优惠政策，主要为民众提供完全公益性的

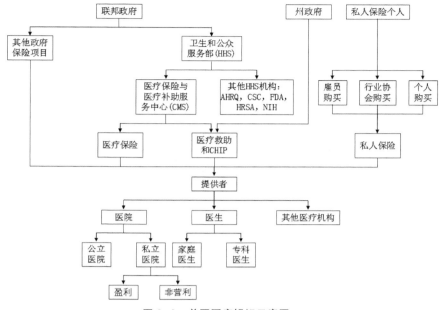

图 2-2　美国医疗组织示意图

医疗服务，盈利留归医院，用于本医院后续的建设、发展。盈利性医院数量近些年一直呈增长趋势，在提供高质量、高效率的优质医疗服务的同时收取高额的医疗费用，医院的盈利归投资者所有。此外，还有一部分医院在提供医疗服务的同时，也承担医疗教学任务，全美约有 20% 的医院是被美国医学教育评审委员会（The Accreditation Council for Graduate Medical Education，ACGME）认证的医学生、住院医生及护士培训的教学医院。

　4．监管

　　美国医疗行业的监管可以划分为对医护人员的监管、对医疗机构的监管以及对药品及医疗器械的监管几个部分。美国的医护人员在正式上岗前经历过严格的培训和考核，只有通过全美医学院入学统一组织的考试（Medical College Admission Test，MCAT）的优秀本科毕业学生才会被医学院校挑选成为医学生。医学生需要接受 2 年的理论知识教育再加 2 年的实践教学，并需要通过美国政府规定的医师执照考试（United States Medical Licensing Examination，USMLE）才能顺利获得医学博士学位。在正式成为医生前，需要经历至少 3 年的住院医师培训，成为专科医生前还要进一步接受 3 年相关专科的培训。美国的医生上岗前需要取得医师执照，并且需要定期更新自己的执照（每年或每两年）。美国各个州均设有医务委员会，医务委员会根据当地的州法发放和管理医师执照及其他医护人员的从业许可证，并负责对本地区的医护人员进行资格调查、继续教育、医疗处罚等行为的审查工作。美国联邦政府及各个州政府近年来不断出台医疗相关法律，对医生执业行为的规定也越来越细致，如加州法律明确规定，"医生给患者使用麻醉药后，没有每5分钟记录一次患者的生命指征就是重大医疗过失"。

美国医疗机构的设施需要达到联邦政府及各州政府的"医疗标准"，其医疗服务水平及质量由美国医疗机构认证联合委员会按照医疗机构服务标准（由美国医师协会、美国医院协会、美国医学协会及美国外科学院联合制定）进行认证和监管。州政府的主要职责是管理和发放医疗机构的许可证，并对各个医疗机构内部的具体财务状况进行审核，确保当地的各医疗机构能够正常提供医疗服务。

美国的药品监管主要由美国食品药品管理局（U.S. Food and Drug Administration，FDA）负责，并制定了相关配套法律法规，在法律的框架下严格执行监管程序。医疗器械则由商务部、医疗卫生工业制造商协会、FDA 共同管理和监督。美国不仅严格管理和监督上市前的医疗器械，还规定已经在市面上销售的医疗器械产品的有关企业不仅需要在 FDA 定期年检和注册，而且还要将这些医疗器械产品列表并向 FDA 报告。

5. 行为

美国的保险机构，尤其是部分私人保险公司在进行医疗保险签约时就指定好家庭医生，民众也可以自己挑选合适的家庭医生进行签约。患者生病时一般首先去自己的家庭医生那里就诊，如病情确有需要，家庭医生再进行转诊。除急症外，如患者不通过家庭医生直接去就诊，医院将不予以接诊，且保险公司的报销比例也有所不同。签约的家庭医生诊疗费用报销比例最高，最经济实惠；直接去专科医生处就诊，则医保将不予报销。这种做法引导了美国的民众首先去家庭医生处就诊，分流了大部分的病患，美国 20% 的家庭医生解决了 80% 的患者疾病问题。

美国的各种医疗保险大多以按疾病诊断相关分组（DRGs）为管理和支付模式，明确规定了各种疾病的住院指征以及住院的时间周期，患者住院治疗到达一定的天数或者康复进行到了特定的阶段，必须转诊到社区医院或者医生的诊所，也可以选择回到自己的家中由相关社区医疗机构提供卫生服务，如果不转院，超出期限的医疗费用将不予报销。因此，在美国，即使是接受复杂手术的肿瘤患者通常住院几天就自行出院了，术后复查也是直接去医生诊所。

6. 成本

美国的医疗支出占 GDP 的比重比任何一个其他国家的医疗支出占 GDP 的比重都要高出许多，2017 年美国的 GDP 达到 194 854 亿美元，其中医疗费用支出为 34 921 亿美元，约占 GDP 的 17.9%，并且医疗支出每年还在增长，增长率一度超过了 GDP 的增长率。2015 年美国 GDP 增长率为 4.0%，但当年医疗支出同比增长率为 5.8%，远超同期 GDP 的增长率（图 2-3）。无论是政府的公共机构还是私人医疗保险机构都在试图采用多种途径来控制医疗支出。美国的医保采用市场竞争机制，保险机构首先考虑效率高、质量优而医疗成本相对低的医疗服务提供者合作，针对医疗市场供方垄断的局面，美国制定了相应的监督机制，评估医疗服务提供者是否合理有效地使用了医疗资源，是否存在过度医疗的情况。除此以外，美国积极进行医疗支付方式的改革，逐步过渡到按医疗质量和价值付费，将医疗服务提供者的薪酬与医疗成本及服务质量挂钩，采用先进医保支付方式，如按疾病诊断相关分类付费（DRGs）的预付制付费方式，从而有效控制了医疗成本，近几年医疗支出的增长速度有所缓和。

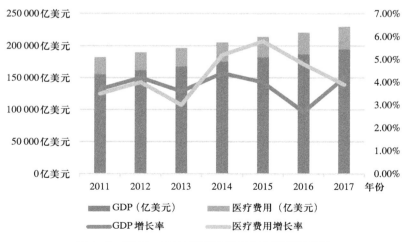

图 2-3　2011—2017 年美国 GDP 及医疗费用增长

数据来源：美国医疗保险和医疗补助服务中心（Centers for Medicare & Medicaid Services，CMS）
https：//www.cms.gov.

7. 质量

美国的医疗机构联合认证委员会（Joint Commission on Accreditation of Healthcare Organization，JCAHO）有着悠久的历史，是一个独立的、非政府的、非营利性的机构，主要负责对各个医疗机构进行质量认证和评审工作，目前美国有大约 21000 家医疗机构得到了 JCAHO 的认证。JACHO 根据评审标准每 3 年不少于一次对医疗机构进行认证和评审，其评审内容每年进行调整和更新，囊括了用药管理、患者权益、感染控制、医护人员资格认证以及医院绩效管理等 250 多项内容。JACHO 的认证具有强制性和极高的公信力，得到了政府和群众的认可，通过 JCAHO 公布的医疗机构质量认证结果，政府医保部门及私人医疗保险公司会调整医保支付的标准，民众也以此为选择医保定点医院的方向标，JACHO 的认证和评审对美国医疗质量的监管起到了很大的作用。

美国政府主要通过医保支付来监管医疗机构的质量，政府的医疗保险（医疗保险和医疗补助计划）因为覆盖人群数量庞大，对医疗机构的运营起着举足轻重的作用，因此医疗机构对美国医疗保险和医疗补助服务中心（CMS）的质量监管都予以重视和配合。CMS 制定了一系列监管医疗机构内有关医疗服务质量的措施：①制定了相关质量监管制度，明确列出患者住院期间发生哪些情况将拒绝支付医疗服务费用，如静脉栓塞、空气栓塞、血管导管及导尿管并发的感染、手术遗留异物、三期及四期压疮、输血型不符合的血、院内跌倒及创伤导致的严重损伤和血糖控制不佳等；②制定患者住院质量监测指标，利用信息网络技术，建立医院质量信息上报系统和数据库，并开设相关网站定期将医院质量评估结果的相关数据向民众公布，这些指标包括：急性心肌梗死、心衰、肺炎 30 天风险标准化的死亡率及再入院率与美国医疗研究和质量局（Agency for Healthcare Research and Quality，AHRQ）制定的质量指标体系中有关患者医疗安全的指标及住院患者所接受的医疗服务质量指标。③明确规定医疗机构要每年向 CMS 上报医院医疗质量报告、医生质量报告、住院患者医疗质量报告及门诊患者医疗质量报告等。CMS 通过对医疗机构质量的评估结果决定医疗机构联邦政府保险的支付标准，同时 CMS 对医疗机构质量评估结果的透明公开公示举措也便于民众对医疗机构的选择和监督，这些举措也倒逼医疗机构提升对自己医疗服务质量的重视程度。

8. 可及性

美国的 Medicare 和 Medicaid 计划给老人和穷人提供了医疗保险，大大提升美国医疗卫生服务的可及性。研究结果显示，患者得到常规医疗服务的可能性增加了约 50%，美国妇女获得必要性医疗卫生服务和优质医疗卫生服务的可能性分别增加了 20% 和 10%。2010 年，奥巴马总统签署实施《患者保护与平价医疗法案（ACA）》，这是继 Medicare 和 Medicaid 计划后美国政府推出的又一项重要医疗保险计划。ACA 通过建立政府医保市场，允许个人及小企业在政府医保市场为个人 / 家庭或企业员工购买医疗保险的形式，将 3000 万没有医保的美国民众纳入医疗保险范围，旨在扩大美国的医保范围、降低美国总医疗支出。这一法案实施后，近 2000 万美国民众购买了政府医疗保险，美国医疗保险覆盖率从 2010 年的 84% 快速上升至 2016 年的 90.9%。2016 年，美国医疗可及性及质量在全球 195 个国家和地区中排名第 29 名，与冰岛、荷兰、澳大利亚等其他发达国家相比仍有差距。美国总统特朗普在竞选时就承诺废除《患者保护与平价医疗法案》，此提议于 2017 年 5 月 4 日美国国会投票通过，ACA 的废除将会使美国 2500 万民众失去医疗保险，美国国会预算办公室预估到 2026 年美国无医保的总人数将增至 3200 万。

9. 健康状况

2019 年，美国人的人均预期寿命首次达到 80 岁，在全球 224 个国家和地区中排名第 43 位，其中美国女性的人均预期寿命是 82.2 岁，男性人均预期寿命是 77.7 岁，低于大多数发达国家男女性的平均预期寿命。统计结果显示，2019 年美国平均每 1000 名活产婴儿死亡人数为 5.8 人，而经济合作与发展组织（Organization for Economic Co-operation and Development，OECD）成员国家平均婴儿死亡率仅为 3.8/1000，美国 5.8/1000 的婴儿死亡率在 OECD 的 36 个成员国家中排名第 33 名；2019 年，美国因滥用药物致死的人数比例达到 19.2/100 000，已经成为伤害死亡的主要原因；成人糖尿病患病率也上升至 10.9 ‰；自 2012 年以来，美国全国民众的自杀率从 12.4/100 000 上升到 14.5/100 000，排在美国死亡因素的第十位；心血管疾病与癌症仍然是当今美国患者死亡的主要原因，排在死亡因素的第一位和第二位，死亡率分别是 260.4/100 000 和 189.3/100 000。美国成年人的肥胖率为 30.9 ‰，与正常体重者比，肥胖者更有可能降低生活质量，增加患上严重健康状况的风险，包括高血压病、Ⅱ型糖尿病、心脏病、卒中、呼吸睡眠暂停综合征，以及一些癌症等。

10. 患者满意度

在 2016 年 12 月开展的凯撒健康追踪民调的结果中显示，每 5 人中只有 1 人支持废除奥巴马的《患者保护与平价医疗法案》，其余的人表示不想废除或者在确定有完善的取代《患者保护与平价医疗法案》方式前不想废除，说明绝大多数的美国民众对于前任总统奥巴马推行的《患者保护与平价医疗法案》持肯定态度。但特朗普总统于 2017 年宣布废除《患者保护与平价医疗法案》，这对于美国民众尤其是《患者保护与平价医疗法案》覆盖的 2000 万美国民众接下来的医疗保障是一种挑战。

11. 风险防护

吸烟是重要的可预防的死亡原因。美国疾控中心统计结果显示，每年美国有 48 万多人死亡与吸烟有着重要关联，其中包括死于二手烟的 4.1 万人。此外，超过 1600 万美国人患有由吸烟引起的疾病，吸烟者的平均预期寿命比不吸烟者要缩短 10 年。因此美国注重对吸烟率的控制，采取制定禁止向未成年人销售香烟的相关法律法规、加大禁烟相关宣传、劝导民众戒烟等措施。2019 年，美国成年人的吸烟率为 16.1%，同比下降 6%，呈继续下降的态势。

根据美国环境保护署的说法，空气污染与心脏、肺部疾病以及过早死亡有关。空气中的大污染颗粒物会引起人们呼吸系统及器官的刺激和不适，而源于汽车尾气或发电厂的包括 PM2.5 在内的细小污染颗粒物（即空气中直径小于 2.5μm 的细颗粒物），可以深入肺组织并进入血液。据美国疾控中心报告，估计仅燃烧排放一项，美国每年就有 20 万人过早死亡。在过去的 15 年里，美国致力于改善环境污染并取得了显著的效果，2019 年美国空气污染自 2003 年以来减少了 36%（13.2 微克 / 立方米至 8.4 微克 / 立方米），自 2016 年以来减少了 6%（从 8.9 微克 / 立方米降至 8.4 微克 / 立方米）。

美国的自杀率持续上升，心理健康障碍和 / 或药物使用障碍是自杀行为最重要的危险因素。凯泽家族基金会（Kaiser Family Foundation）的分析发现，超过 1.15 亿美国人生活在精神健康短缺地区，只有 26.1% 的需求得到满足。近几年美国开始重视患者心理疾病的治疗需求，自 2017 年以来，美国心理健康服务提供者增加了 13%，其中 2019 年心理健康服务提供者的数量增加了 5%，比例由 234.7/100 000 上升至 247.4/100 000。

儿童和成人的免疫计划由美国疾控中心的免疫实践咨询委员会（ACIP）制定，ACIP 向 0~17 岁的孩子推荐了 14 种免疫接种。2019 年美国 13~17 岁少年接种百日咳 - 白喉类毒素 - 破伤风联合疫苗（Tdap）和脑膜炎球菌疫苗的比例分别达到了 88.9%，86.6%。13~17 岁的女生和男生 HPV 疫苗接种率也分别达到了 53.7% 和 48.7%，19~25 个月的儿童接种免疫疫苗的比例为 70.4%。

2.1.3　小结

美国的医疗保险体系十分独特，主要表现在私营部门的高度参与，包括医疗筹资、医疗服务的提供、支付监管等各个方面中，政府则辅助为老年人及贫困人口提供所需的基础医疗保障。美国目前实行的 DRGs 支付方式能够调动医疗机构的积极性，不仅能够有效控制医疗成本，还能够帮助提高医疗质量，具有一定的优越性。美国注重医生的培养，想要成为一名合格的医生需要经过严格的学习和培训，高质量的医生队伍为医疗质量提供了保证。此外，美国还明确了医保支付的限制条件，引导患者选择家庭医生首诊和控制住院天数。但过度商业化的美国医疗服务体系也存在一定的问题，首先，美国目前仍没有实现全民医保覆盖，大大影响了医疗可及性的提高；其次，医疗成本太高，私营部门的高度参与不利于政府对医疗支出的有效控制，全科医生培养周期长、医生数量短缺也是影响全体美国居民健康水平和患者满意度的一大问题。

2.2　英　国

英国是地处欧洲西部的岛国，国土面积 24.41 万平方千米，人口总数为 6619 万（2018 年），超过 90% 的民众居住在城市中。英国是最早开始工业革命并首先进入工业化的国家，伴随着工业化进程，英国经济迅速发展并稳居世界前列，2018 年 GDP 总量达到 2.83 万亿美元，排名世界第五。英国拥有世界上历史悠久且一流的大学：牛津大学（1185 年成立）的医学院以其无可比拟的强劲实力一直占据世界医学界的榜首，培育了一代又一代的医学人才，也是全球医学生向往的学医圣地；剑桥大学（1209 年成立），是诺贝尔得奖者最多的学校，医学实力同样雄厚。医学人才的培育以及英国经济的发展为英国医疗服务体系的建立打下了坚实的基础。经过长久的探索，英国于 1948 年建成了国民健康服务体系（National Health Services，NHS）。这一全民免费医疗的供给模式得到了英国民众的一致拥护，被民众认为是 20 世纪英国最伟大的成就，同时也得到了世界的赞誉，被世界卫生组织认证为最好的健康服务体系之一。但该体系实施以来，必不可少地面临着医疗费用上涨、政府财政支出压力增大、医疗效率低下等问题，因此英国 60 年来也从未停止过医疗改革。

2.2.1　英国医疗卫生服务体系历史沿革

英国的医疗有着悠久的历史，第一家医院的诞生时间可以追溯到公元 1 世纪的古罗马时期，此后长达几个世纪，医院的发展一直与教会有关，其功能主要是"收容场所"，为穷人提供庇护和必要的救助，或者仅作为年老的神职工作者的养老场所，而不是明确的具备治疗疾病功能的医院。直到 18 世纪，随着英国工业化进程的开启，经济迅速发展，人口大量增加，对医疗的需求也越来越高。由中上层的新兴资产阶级捐赠建立的志愿医院开始盛行，志愿医院旨在为贫困者提供慈善医疗服务。志愿医院的建立不仅大大促进了英国医疗事业的发展进步，也为后期英国建立全民免费的国民健康服务体系打下了基础。

英国政府于 1944 年将"国家卫生服务"提上日程，并于 1946 年正式出台了《国民保健法》，这一法律的颁布标志着英国医疗服务体系开始萌芽。1948 年，随着英国《国家健康服务法》的出台，全球首个通过政府税收筹资方式的国民健康服务体系正式建立。NHS 将医疗机构国有化，将基层医疗支出纳入国家财政预算，为全英国民众提供基于疾病病情需要的免费医疗服务，从就诊看病到检查拿药等全程都不需要患者承担任何费用，甚至连配眼镜、配假牙等医疗服务都免费提供。后期因为英国政府财政暂时面临短缺，对 NHS 的服务项目进行了适当的收费调整，部分项目改为低收费。NHS 成立之初，就设立了三级医疗卫生服务网络体系，主要由全科医生负责全体民众的医疗卫生服务，同时控制专科医疗的可及性。

1979 年以来，面对 NSH 系统内部存在的体制僵硬、效率低下、管理信息系统缺乏、以医疗供给方为主导和客户医疗服务不好等问题，英国相继实施了一系列的医疗改革措施，旨在推动医疗卫生体系"内部市场化"的构建。撒切尔夫人首先揭开了英国"新医改"的序幕，针对医院、全科医生以及医疗卫生部门进行了全方位的改革，将医疗服务项目的购买和供给功能完全分开，管理者通过与医疗服务提供者签订合约的方式来购买所需的医疗服务；全科医生实行按人头付费模式，建立"全科医生基金持有者"（GP Fundholders），规定拥有超过一万名以上就诊患者的全科医生可以申请成为基金持有者，管理这些患者的医疗预算。克莱尔任首相时设立初级医疗保健基金（Primary Care Trusts，PCTs），将所有全科医生管理资金的资格收回并将其纳入 PTCs 中，从而使全科医生能够专职于提供医疗服务，全科医生的付费方式也转变为按疾病诊断相关组进行付费。此外还设立了"健康改善委员会"，注重对医疗服务医疗质量的监管。

2010 年，由保守党卡梅伦首相领导的英国政府颁布了新的医改白皮书《公平与卓越：解放国家医疗服务系统》，希望能够减少政府在医疗体制中所发挥的作用，逐渐实行管办分离，提升医疗系统的效率与服务质量，建立以患者为核心、反应更快速的医疗服务体系。此次医改在英国的民众中产生了很大震动，被认为是英国 NHS 建立 60 年以来最大的一次医疗革命。医改的主要内容有：①将由政府承担的医疗费用风险转交给全科医生，建立"全科医生联盟"，由全科医生负责所有患者向医疗机构进行医疗服务购买，实行按人头支付的模式，扩大患者选择医疗的权益，医疗经费跟着患者走；②改革公立医院和社区医疗机构，保留其在公有制的性质前提下独立经营，不再受卫生部的直接领导；③建立一个国家的理事会，全面负责 "全科医生联盟"的监管工作，同时还要承担促进医疗机构间进行市场竞争，建立医疗服务的价格等工作，取代政府的卫生部对 NSH 的直接管理，实现管办的全面分离。

　　从 1979 年到现在，几十年来，经过数次政党的更替、多位首相上台，但英国的历任领导都对 NHS 进行了不同程度的市场化变革，通过引入竞争机制、改革支付方式及建立监督组织等方式，从而达到提升 NHS 的效率、改善医疗服务质量、控制医疗费用的目的。

　　尽管英国各地区都实行 NHS 医疗体系，但只有英格兰地区的 NHS 系统是国家卫生部直接管理的，其余各地区的 NHS 系统由地方政府自行管理。英格兰的 NHS 是英国医疗体系改革的前锋，且其覆盖面大，约覆盖英国 85% 的居民，故本书所讨论的是英格兰地区的 NHS 医疗体系。

2.2.2　英国医疗卫生服务体系现状

1. 筹资

　　英国实行全民免费的国民健康服务体系（NHS），NHS 的费用主要由政府财政支持，以纳税人所缴的税收为主要资金来源。政府资助的医疗费用占总医疗支出的比例一直相对稳定，约为 80%。2017 年，英国医疗费用总共为 1974 亿英镑，其中政府财政补助达到 1556 亿英镑，占医疗总支出的 79%。国家 NHS 的支出预算是预先设定的，政府每三年制定一次有上限的预算，预算直接分配给基本医疗信托机构。其余的医疗支出主要源于以下 4 种途径（图 2-4）。

　　（1）患者自付——涵盖家庭在医疗保健品和服务上所支付的费用，患者自付的这部分医疗费用包括了他们对地方当局和国民保健服务提供的服务和处方费的缴款，但不包括通过保险报销的医疗保健费用。2017 年英国医疗总支出中，

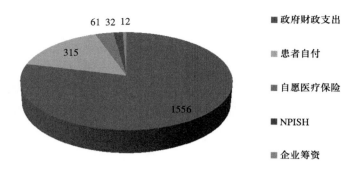

图 2-4　2017 年英国医疗筹资（单位：亿英磅）

数据来源：英国国家统计局（Office for National Statistics）https：//www.ons.gov.uk/

患者自付比例为 16%，自费支出 315 亿英镑，是除了政府财政支出之外占比最大的筹资途径。

（2）自愿健康保险——包括医疗保险，如私人医疗和牙科保险，雇主自保计划，健康现金计划，牙科按人头付费计划（牙科计划每月保费通常由牙科医生根据患者的牙科病史确定）和与医疗保险相关的保险要素。2017 年自愿健康保险支出共 61 亿英镑，约占总支出的 3%。

（3）慈善融资，又称为非营利家庭服务机构（Non-Profit Institutions Serving Households，NPISH）——包括通过自愿捐款、赠款和投资收入提供资金的慈善支出，不包括通过客户捐款（归类为自付支出）以及公共机构和 NHS 机构购买医疗服务（归类为政府支出）资助的慈善支出，2017 年这部分的支出总额为 32 亿英镑，占医疗总支出的 2% 左右。

（4）企业筹资——涵盖由保险计划以外的组织（主要是雇主）资助的医疗活动，如职业保健等，2017 年企业融资支付的医疗费用为 12 亿英镑，占总医疗支出的比例不到 1%。

2. 支付

英国实行管办分离，政府将医疗支付的权力下放到新成立的专业医疗机构 NHS 委托服务理事会（NHS Commissioning Board，NHS England）以及独立监管机构（Monitor），由这两个机构协同合作，共同负责医疗服务的定价与医疗支付，其中国家层面的 NHS 总体方向和标准、医疗支付的覆盖范围由 NHS 委托服务理事会负责，独立监管机构则负责医疗服务的实际定价原则、支付方式以及支付流程等。各地的地方临床委托小组（Clinical Commissioning Groups，CCGs）则负责具体的医疗支付以及医疗服务工作，具有一定程度地调整当地医疗支付价格及医疗项目的权力，NHS 根据基于加权的人口需求法向全国各地区的 CCGs 分配医疗支出预算，再由 CCGs 为居民购买医疗卫生保健服务，针对不同类别的提供者采取不同类型的支付方式。具体可以分成对医生的支付方式和对医疗机构的支付方式这两大类。

对医生的支付方式：① NHS England 采用签订合同的方式直接从全科医生诊所为居民购买医疗服务，其付费方式以按人头付费为主，绩效激励为辅。全科医生可以自己决定与辖区内的居民签约，依据该医生具体的新签订的人数、解约的人数、居民生病率以及患者的死亡率等多重因素确定其平均医疗服务的费用，再按照其所签约的具体人数支付医疗服务费用。2004 年，质量与结果付费机制（Quality and Outcomes Frame-work，QOF）被用于评价全科医生诊所及医生的服务质量，QOF 采用一整套的指标体系进行综合全面的评分，并对得分高者予以一定金额的奖励。目前在全科医生自己诊所的全部医疗服务费中，按人头进行支付的医疗费约占全部收入的 75%，绩效激励的收入占比 20% 左右，其余特殊服务费用约占 5%。②对专科医生医疗服务采用薪酬制的支付方式。CCGs 根据定点医院的专科医生和其他医务人员所提供的医疗服务内容及类别发放相应金额的薪酬，专科医生的年收入约为 106 000 英镑。

对医疗机构的支付方式：①对初级医疗机构实行总额预付制，各地区的 CCGs 按照预先设定好的金额向初级医疗机构支付这笔费用，初级医疗机构独立经营，结余部分归自己所有，亏损也自行承担，并且以初级医疗机构所辖片区的医疗服务质量为具体的考核标准。②次级医疗服务的付费方式有按医疗服务资源组（Healthcare Resource Groups，HRG）付费和按项目付费，再辅以绩效支付的方式。一般公立医院采用 HRG 支付模式，私立医院采用按项目支付的模式。HRG 是基于医疗活动的支付，按照患者的疾病类别和所接受的医疗服务类型将相类似的医疗服务费用进行编码和分组，再根据组别进行支付，是英国特有的支付体系，与美国的 DRGs 付费模式相类似。按项目支付是指按照患者所接受的医疗服务的具体项目以及数量来进行支付。HRG 模式下，医疗服务质量往往不能保证，医院可以通过降低服务质量从而节省医疗成本，因此辅以按绩效支付的方式。

3. 组织

英国 NHS 实行三级医疗服务体制，即初级医疗保健服务、二级医疗服务和三级医疗服务。初级医疗保健服务基本是由全科医生提供，涵盖了全科医生诊所和一些社区医院服务，二、三级的医疗服务由医院提供。初级医疗保健中，全科医生的相关服务费用以及牙医、专业护理、重病特别护理等特殊医疗服务的费用是 NHS England 直接支付，二、三级医院、心理健康诊所以及社区医院的全科医生、护士的医疗服务费用则由 CCGs 负责。

截至 2018 年，英国全国共有全科医生 45 869 名，在这之中全职的全科医生人数达到 34 708 人，约占全部英国医生数量的 40%，每 100 000 居民拥有的全科医生数量为 60 名。绝大多数的英国全科医生不受雇于政府，选择个人开办或者联合开办诊所的自由执业方式，政府采取与这些全科医生诊所签订合同的方式为居民购买医疗服务，在支付一定的费用的同时，对全科医生诊所的医疗服务范围、服务质量、服务内容等进行监督。全科医生是 NHS 医疗体系的主体，担当着"守门人"的重要作用。NHS 规定，居民需要到全科医生诊所注册，并指定一名全科医生作为自己的家庭医生，只有签约了全科医生的居民才能够享受免费的初级医疗保健服务。家庭医生为自己所签约的居民建立健康档案，并予以 24 小时的医疗和保健服务。患者生病时必须首先联系自己的全科医生，如病情有转诊需要的患者，在通过全科医生写转诊推荐信的方式至二级医疗机构甚至三级医疗机构就诊。据统计，2016—2017 年度，全科医生将患者上转的比例仅为 1/20，90% 以上患者的健康出现问题时在全科医生处就能得到有效诊疗。

二、三级医疗机构主要是公立的医院，其中二级医疗机构是地域性的医院，主要为患者提供专科以及综合性服务。三级医疗机构则是更高级的区域或跨区域医院，多为教学医院，建立在人口集中度较高的地方，主要提供疑难病、复杂性疾病的诊治的专家服务，如癌症治疗、器官移植等对医疗技术要求较高的疾病的治疗以及承担医学的科学研究任务。二、三级医院一般不开设基础门诊，只有各个专科门诊、急诊以及住院的服务，门诊仅为全科医生介绍转诊来的患者提供诊疗服务，对未经转诊就自己前往就诊的非急诊患者一律拒诊。NHS 体系中，每位患者都被分配给一个唯一的编码，大多数患者的信息是电子形式的，在各级医疗机构间可以流通，大大节约了检验费用和就诊时间。

4. 监管

英国政府不直接对医疗机构进行监督和管理，而是设立了专门的非政府性的监管机构：监管局（Monitor）以及医疗质量委员会（Care Quality Commission，CQC）。两个机构主要监管方向有所不同，监管局主要对医疗机构进行经济监管，CQC 则主要对医疗机构的服务质量和安全进行监管。此外英国还有一个重要的非政府公共监管单位，英国国家卫生和临床优化研究所（National Institute for Health and Clinical Excellence，NICE），NICE 主要承担医疗技术的专业评估、医疗服务规范和质量标准的指南制定工作。

监管局于 2004 年设立，以颁发营业执照的方式对公立医疗机构进行经济以及运营的监管，确保医疗市场化下的公立医疗机构，尤其是 Foundation Trust 能够正常地运营和为广大民众提供医疗服务的能力。监管局设计了一套监管框架用于医院监管，对发现问题的机构有权要求整改、罚款甚至可以撤换管理层和吊销营业执照。

CQC 于 2008 年成立，对英格兰所有的医疗机构以及社会照顾服务性机构进行监管，保证这些机构的服务项目符合质量及安全标准，并将信息向公众公布。CQC 的主要监管手段是注册和专家评级，所有的全科医生、医疗及社会照顾服务机构在向民众提供服务前都必须先去 CQC 注册。对发现问题的机构，CQC 拥有法令所给予的强制执行的权力。此外，CQC 重视群众的参与度，采用多种渠道收集公众意见。

NICE 成立于 1999 年，主要制定临床服务相关指南、医疗技术的评估以及医疗服务质量标准的制定。英国目前用于评价全科医生诊所及医生的服务质量的质量与结果付费机制就是 NICE 根据其指南制定的。虽然它不是直接的监管单位，但是对医疗机构的服务质量的监管起着重要的作用。

5. 行为

英国的 NHS 规定居民一定要签约家庭医生后才能享受政府提供的免费医疗保健服务，且生病时首先要联系自己的家庭医生，非急性病转诊需要家庭医生的转诊介绍信才能去上级医院就诊，这一举措直接引导了英国居民到基层就诊。

2018 年，英国政府正式实施对含糖饮料征收糖税，含糖量越高，税率越高，征收所得的税款将被用来赞助学校烹饪健康早餐和推行更多体育运动，以遏制英国青少年肥胖。

6. 成本

英国的医疗支出主要来源于政府财政预算，因此增长幅度受到了较为严格的控制。2017 年，英国医疗支出总额为 1974 亿英镑，占该国生产总值（GDP）的 9.6%，与 2016 年支出总额相比增长了 1.1%（表 2-1）。统计显示 2017 年英国居民人均医疗支出 2989 英镑，而 2016—2017 年度英国初级医疗保健服务的人均支出仅为 151.37 英镑。由此可见，由全科医生所提供的初级医疗卫生保健服务更便宜。全科医生的诊费普遍低于专科门诊咨询、急诊以及救护车接诊的费用。英国 95% 的患者会至全科医生处就诊，但只有 1/20 的患者被转诊至上及医疗机构，全科医生的高性价比大大节省了英国的医疗费用。

表 2-1　2013—2017 年英国医疗保健支出和增长率

组别	2013 年	2014 年	2015 年	2016 年	2017 年
总支出（亿英镑）	183.3	188.5	191.6	195.2	197.4
同比增长率		2.9%	1.7%	1.9%	1.1%
人均支出（英镑）	2859	2918	2943	2974	2989
医疗支出占 GDP 比例	9.8%	9.8%	9.7%	9.7%	9.6%

数据来源：英国国家统计局（Office for National Statistics）https：//www.ons.gov.uk/

7．质量

英国于 2004 年将按质量与结果付费机制用到全科医生的医疗服务质量的评价中。QOF 将评价全科医生服务质量的指标量化为具体分数，并引入绩效激励机制，将医生的收入与医疗服务质量直接挂钩。QOF 现包含医疗服务流程、患者经历与满意度、疾病治疗结果、医疗服务效率以及公共卫生服务 5 个模块，每项全科医生执业的成绩由 77 项指标衡量，总分为 559 分。根据 QOF 所得的分数给予相应金额的补助，这些补助约占全科医生收入的 30%。

转诊在 NHS 体系中是联系基层及上级医疗机构中必不可少的一环，全科医生的转诊是否必要、及时，患者是否被转诊到最合适的科室，转诊过程是否规范等不仅直接关系到患者的健康状况，也与英国医疗资源利用、医疗支出息息相关。为控制转诊的质量，NICE 制定了转诊指南。NHS 向初级医疗保健机构推行转诊指南，规范全科医生的转诊行为，从而达到提高转诊质量的目的。该指南不仅包含多种疾病的治疗及转诊建议，还包括多种疑似癌症的识别和转诊建议。推行该指南有助于全科医生提高预诊率，提升患者的转诊满意度及节省国家医疗开支。

8．可及性

2016 年，英国医疗可及性及质量在全球 195 个国家和地区中排在第 23 名，英国实行全民免费的初级医疗保健服务覆盖了全国民众，但英国患者等待转诊、住院、手术的时间往往较长。英国政府为改善患者候诊时间长的问题，提出了英国国家卫生保健服务体系计划，设定了患者的最长等待时间：患者 24h 内咨询到基本医疗服务的专业人员，48h 内全科医生接诊，4h 内救护车接诊和急诊，18 周内接受择期手术。该计划推行后，英国患者的就诊平均等候的时间稍有缩短。

2019 年，等待转诊治疗的患者中有 83.7% 的人等待时间长达 18 周，等待 24 周左右的 92% 的患者才能够转诊至上级医院接受进一步诊治，所有患者等候时间的中位数也达到 8 周左右（图 2-5）。2019 年年底，英国 NHS 体系中等待转诊接受治疗的患者达到了 460 万人，这些数据表明英国患者候诊时间长的情况仍然存在。

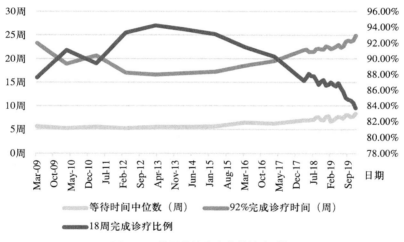

图 2-5　英国转诊患者等待诊疗时间

数据来源：英国 NHS 官网（NHS England）https：//www.england.nhs.uk/statistics/

英国的医疗可及性也留存着地域差别的问题，城市间的可及性存在差别，如伦敦、利物浦等大城市的患者医疗服务可及性明显高于亨廷顿、卡莱尔等城市。此外，英国农村地区家庭医生的可及性也明显低于城市地区。

9. 健康状况

2019 年英国人均预期寿命 81.2 岁，其中女性 81.2 岁，男性 79.4 岁，排名全球第 20 位，落后于瑞士、日本、法国、荷兰、西班牙和意大利等发达国家。影响英国居民健康状况的首要原因是非传染性疾病，心血管类疾病、癌症、慢性阻塞性肺病等仍是英国死亡的最重要的病因。

英国居民的超重率和肥胖率位列世界第三。NHS 统计数据提示，英格兰大部分成年人超重或肥胖：67% 的男性和 60% 的女性超重，26% 的男性和 29% 的女性肥胖。英国儿童的肥胖率也持续增高，英格兰 28% 的 2～15 岁儿童超重，15% 的儿童肥胖。过高的肥胖率增加了患高血压、关节病、糖尿病等一系列慢性病的风险：2019 年英格兰患 Ⅱ 型糖尿病的居民人数达到 200 万人，创历史新高；2018 年男性居民的高血压病得病率高达 30%，女性居民的高血压病得病率也达到了 26%。

10. 患者满意度

英国患者对 NHS 医疗服务体系及其所给予的医疗服务一般持满意态度。NHS 有一个针对全科医生患者满意度调查的网站（GP Patient Survey），每年对调查得到的数据进行总结分析，并在 NHS 官网上进行公布。此外，NHS 每年也会对住院患者的体验予以调查，并将相关结果进行统计分析和公布。

2015—2019 年英国全科医生患者满意度调查结果显示（图 2-6），80% 以上的患者对全科医生所提供的服务总体感觉良好，其中 2016 年最高，达到了85.2%；2019 年仅有 82.9% 的患者感觉良好，是近年来最低的。对全科医生提供的服务总体感觉非常好的患者比例在 40% 以上，2018 年最高，达到 46.2%。

NHS 每年对超过 7 万的住院患者进行满意度调查，从住院等待时间、可及性、医院环境和医生服务等几个方面进行评分，最终得出一个患者住院体验的总评分（图 2-7）。统计结果显示，英国患者住院体验总评分在 75 分以上，总体比

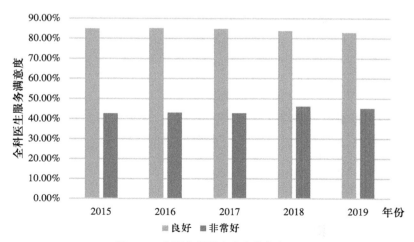

图 2-6　英国全科医生患者满意度

数据来源：英国 NHS 官网（NHS England）https://www.england.nhs.uk/statistics/

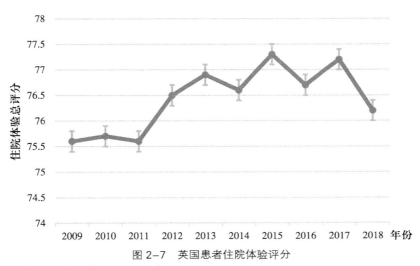

图 2-7　英国患者住院体验评分

数据来源：英国 NHS 官网（NHS England）https：//www.england.nhs.uk/statistics/

较稳定，2015 年最高，为 77.3 分；2009 年和 2011 年为 75.6 分，是近 10 年中最低的。

11. 风险防护

英国使用"公共卫生结果框架"跟踪一系列公共卫生风险事件，如性传播疾病、儿童疫苗（百白破、麻疹、腮腺炎等）、成人疫苗（流感、带状疱疹等）及结核病、艾滋病等的接种率。英国儿童的疫苗接种覆盖率居世界之首，1 岁、2 岁、5 岁以内儿童的疫苗接种率均超过 90%，成人的流感疫苗和带状疱疹疫苗接种率也比其他国家高出许多。2008 年开始，英国 NHS 为全国的适龄女生提供免费的 HPV 疫苗接种服务，至今已经有超过 230 万名女孩接种了该疫苗，此举大大降低了英国的 HPV 感染概率。2019 年，英国为进一步降低 HPV 的感染概率和宫颈癌的得病率，NHS 宣布对 12 岁和 13 岁的男孩免费接种 HPV 疫苗。

2.2.3　小结

英国的 NHS 是由政府主导的全民免费的医疗服务体系，费用全部由政府的财政支出，这可以有计划地控制总支出费用；英国有着完善的三级医疗服务体系和家庭医生制度，所有的参保居民必须签约家庭医生，家庭医生充分发挥了"守门人"作用，对于家庭医生和医疗机构间的双向转诊制定了严格的规定；英国对家庭医生采取人头付费方式，有利于全科医生通过提高医疗质量签约更多居民，也有助于控制医疗支出；签约居民都有一个可以在各级医疗机构间通用的电子编码，这大大节省了检查费用和就诊时间；英国政府注重信息的公开透明，设立相关网站并在及时发布有关信息的同时注重患者的参与度，这些都是英国医疗服务体系值得我们借鉴学习的经验。但是，英国的医疗体系不可避免地存在着一些问题，如整体效率低下，虽然专科医生采取薪酬制避免了转诊的利益冲突，但也不可避免地影响了医生的积极性；此外，因为预算内的医疗资源总量是有限的，患者存在转诊等候时间过长的问题。

2.3　日　本

　　日本与我国相邻，是位于亚洲东部的岛国，国土总面积仅为37.8万平方千米，人口1.27亿（2018年）。日本在1960年起经济快速增长，迅速迈入了发达国家行列，此后日本经济一直维持世界前列，近些年经济发展缓慢，2018年生产总值达到4.97万亿美元，是当今世界的第三大经济体。日本医疗体系虽然与欧洲各国相比发展得较晚，但目前已形成完善的医疗服务体系，是世界上第一个引入社会保险制度实现全民医疗保险覆盖的亚洲国家，其医疗体系在20世纪末就已经取得了世界瞩目的医疗成果。2016年世界卫生组织发布的 *World Health Report* 从医疗水平、医疗服务可及性、医疗费用负担的平等性以及人口健康状况等多个方面对全球195个国家地区的医疗体系进行了综合比较，日本蝉联第一名。2018年《柳叶刀》（*Lancet*）发布的全球医疗质量及可及性排行榜中，日本居亚洲国家之首。日本的医疗体系与我国同属社会保障体系，群众可以自由选择医疗机构就诊，但与我国情况又有所不同。日本已经建成了分工明确、相互协作的医疗服务体系，并建立了完善的转诊制度和医养协同机制。近些年，日本步入老龄化社会，65岁以上老人的比例从1990年的12%左右逐渐增长到2018年的28.4%，自2005年以来，日本连续15年都是人口老龄化比例最高的国度。自1997年以来，老年人的比例已经超过了年轻人（0至14岁）的比例，人口结构的转变给日本带来了巨大的财政和医疗挑战。

2.3.1　日本医疗卫生服务体系历史沿革

　　20世纪初，日本资本主义经济迅速发展，工人数量急速增长，医疗需求也不断加大，为改善国内医疗现状，缓解国内医疗需求与供给矛盾，日本学习并引进了西方的社会医疗体系。

1922 年颁布了《健康保险法》，日本开始实行类似于德国实行的医疗保险制度。该法案主要针对雇员在 10 人以上的私营企业，为自己单位的工人提供一份医疗保险，于 1927 年正式出台。1937 年，日本当局扩大了医保覆盖范围，将《健康保险法》的适用对象修改为超过 5 人以上的私营企业所雇佣的员工。第二次世界大战期间，入伍士兵的身体状况被关注的同时，农业从业者及自主经营人的健康状况逐渐被予以重视，日本政府于 1938 年颁发了《国民健康保险法》，旨在为这些人员提供医疗保障，满足这些人群的医疗需求。

第二次世界大战后，西方各资本主义国家纷纷掀起建设福利国家、开展社会保险制度改革的浪潮，20 世纪 50 年代到 70 年代，日本也试图建立一个福利国家。在这期间，日本政府对原有的《健康保险法》及《国民健康保险法》进行改革，进一步扩大医保覆盖范围，将城乡居民与老人纳入医疗保险范围。此外，对支付方式也进行了一系列改革，如医疗费用个人负担部分，规定医疗给付上限等。1961 年，日本基本建立了覆盖全体人民的医疗保险体系，实现了全民健康覆盖。

1970 年后，随着日本老龄化加剧，医疗需求不断加大，政府财政医疗费用支出的比重持续增加，日本政府面临的经济压力越来越大，因此日本不断进行医疗改革，企图控制医疗支出。1983 年，日本通过了"老年人健康与医疗服务法案"，建立面向 65 岁以上残障及 70 岁以上老年人的医疗制度。为缓解政府财政压力，日本政府于 1984 年设定了个人自负制度，起初自付比例为 10%，而后不断调整；2003 年，政府宣布 3 ～ 69 岁日本人民的自付比例调整提高到 30%；2007 年将老年人的自付比例也予以上调，根据年龄不同，为 10% 或 20%。2000 年日本出台了一项长期护理保险项目（Long Term Care Insurance，LTCI），旨在解决老龄化带来的一系列社会问题，把控老年人医疗用度的增长速度。直至今日，日本仍然在不断地进行医疗保险及医疗体系的改革，把控医疗支出以提高本国的医疗绩效。

日本社会保险制度确保患者获得医疗服务是基于需要而不是支付能力，这是日本人骨子里的平等主义信仰在医疗体系上的体现，日本政府首先考虑了患者获得医疗服务公平性及可及性，防止患者因病致贫，其次是效率与质量。

2.3.2　日本医疗卫生服务体系现状

1. 筹资

日本医疗费用支出除了政府规定的个人自负比例的相应金额之外，主要依靠医疗保险筹资。目前，日本实行的医疗保险类别主要有三种。①员工医疗保险：主要对象是企业雇佣的员工及其家属；②国民健康医疗保险：主要面向的是个体经营者、农业从业者、退休人士以及无资格享受医疗保险的民众；③高龄者医疗保险：主要为 65 岁以上残障或 75 岁以上老年人提供医疗保险，员工医疗保险及国民健康医疗保险强制覆盖了 99.4% 的日本民众，其中员工医疗保险是最主要的保险计划，覆盖了 65% 的人，依靠政府援助的高龄者医疗保险覆盖率仅为 0.6%。

员工医疗保险又可以细分为以下三类。① Seikan：由政府直接管理的医疗保险，主要覆盖了中、小企业所雇佣的员工及其家属；② Kenpo：由社会管理的医疗保险，主要覆盖了大型企业员工及其及家属，目前日本约有 1700 多个 Kenpo 保险协会；③ Kyosai：主要对象为政府公务员、私立教育机构的教职人员及其家属（表 2-2）。

员工医疗保险的医疗保险费用的 50% 由其所工作的单位负责缴纳，剩余 50% 则由员工自己承担。根据所属的不同的保险计划，其所缴的医疗保险费用高低不同，一般来说 Kenpo 所要缴的医保费用较高，比如日本东京都 Kenpo 的医保费用每月可高达 56 000 日元（671 美元）。

表 2-2　日本医疗保险制度的基本分类

员工医疗保险	Seikan（政府管理）：中、小企业员工及其家属	
	Kenpo（社会管理）：大型企业员工及其家属	
	Kyosai：国家公务员、私立学校的教职人员及其家属。	
国民健康医疗保险	Kokuho：个体经营者、农业从业者以及无资格享受医疗保险的民众	
高龄者医疗保险	Roken（老年人统筹基金）：主要为 65 岁以上残障或 75 岁以上老年人提供医疗保险	

日本的医疗费用重要来源是员工医疗保险所上缴的费用。2002 年，日本厚生劳动省提出了在国内不同的医疗保险项目间进行交叉补贴，从而调整不同种类的医疗保险间的差异，形成一个统一的财政支付体系。这种交叉补贴主要是将针对更加年轻健康及富有的 Kenpo 医疗保险项目的费用转移 25% ～ 30% 至 Roken 医疗保险项目中，填充 Roken 保险项目每年医疗支出赤字的空缺。近些年，随着日本经济发展缓慢，人口老龄化的加剧，日本医疗筹资正面临着巨大的挑战。

2. 支付

1927 年，随着日本《健康保险法》的实施，医疗报酬点数付费法也被应用。《诊疗报酬点数表》由中央政府制定，每两年根据实际情况予以调整，医疗报酬点数法不仅包含各项诊疗项目付费，也包含了药物付费，每个点数对应金额 10 日元。在点数法的基础上，劳动厚生省中央社会保险协会制定了医疗服务付费的统一标准，根据该标准向医疗服务提供者付费。国家医疗付费标准适用于所有的患者，无论他们选择何种保险计划以及医疗机构。患者在医疗机构接受相应医疗服务后，自己缴纳规定比例的金额（10%～30%），剩余的服务费用由医疗单位按期向医疗保险组织送缴医疗费用的具体结算清单，由医疗保险组织委托的医疗费用支付基金会以及国民健康保险团体进行审查并给付费用。

20 世纪 90 年代末，日本在学习美国按疾病诊断相关分组（DRGs）的基础上，结合日本国内的具体情况研究出了日本特有的疾病诊断分组（Diagnosis procedure combination，DPC）。DPC 于 1998 年在日本国立的 10 所医疗机构进行试点工作，并设定了 183 个疾病付费组群。根据试点单位的结果反馈，日本于 2003 年在全国 82 家特定的机能医院（由 80 家日本大学教学医院以及国立循环器病研究中心和国立癌症研究中心医院构成，相当于我国大型三甲医院）正式实施 DPC 付费机制。

在 DPC 的基础上，日本针对部分疾病实行定额付费，即以患者的疾病诊断、处理方式和住院天数为基础，按照设定的支付标准进行医疗费用的支付。一般来说，住院患者的费用分为两个部分支付，一个部分为每天定额费用，主要包括患者的住院费、检查费以及所用的药品费用，这部分根据 DPC 分组采用预付制，患者住院时间越长，支付的费用会阶梯式进行递减。另一部分费用为按医疗服务项目付费，主要指手术费用、麻醉费用以及护理的费用等反映医护人员医疗技术价值的相关服务费用，该部分费用采用后付制，根据国家指定的标准进行支付。

3. 组织

日本的所有医疗机构可以划分为医院（指拥有 20 张床位以上的医疗机构，其中拥有 200 张床位以上的为大型医院）、一般诊所以及齿科诊所三类。2010 年统计数据显示，日本医疗机构总数为 176 842 家，其中医院为 8670 家，一般诊所数量最多，有 99 824 家，齿科诊所也达到了 68 348 家。根据医疗机构的属性可以划分为国立医疗机构、公办医疗机构、社会保险医疗机构、私人医疗机构以及医疗法人机构。2010年，在所有的医院中医疗法人医院所占比例是最大的，约占日本医院总数量的65%，而国立医院及公立医院所占比例仅为17.98%。

经过多次改革，日本通过设定分级医疗圈形成了明显的三级医疗服务体系。医疗圈共分为3级：一级医疗圈以当地的市町村为基础，主要为周边的群众提供有效便捷的诊疗服务；二级医疗圈根据临近的几个市町村人口密集程度、经济发展情况、交通便捷程度以及患者的流入流出情况等因素设立，主要提供住院服务。三级医疗圈一般以都道府县进行划分，设立地区中心医院（其中长野县和北海道的三级医疗圈除外），主要提供高端而精尖的医疗服务，一般只为转诊的患者提供服务。

日本的医院按照机能和等级进行划分，可以分为特定机能医院、地域医疗支援医院、中小型医院、精神病院、结核病医院以及疗养类的医院等。特定机能医院的主要功能不仅包括为患者提供高精尖的医疗服务，还包括对医护人员提供高精尖培训以及对新的医疗技术进行开发研究等，目前日本全国范围内共有86家特定机能医院。地域医疗支援医院是日本1997年特别设立的，除了是地区的急救中心外，还是分级诊疗中心。日本已经形成完善的转诊体系，其转诊体系可分为三类：一是诊所与诊所间转诊。日本的诊所很多都具有专业性，如内科、妇科等，是很专业的诊所，相关疾病患者可以转诊至相关专科诊所进行治疗；二是诊所与医院间的转诊，根据病情需要，可以转诊至地域医疗支援医院，也可以直接转诊至特定机能医院，患者转诊有着严格的规定，需要凭医生的介绍信才能转诊至上一级医院；三是各级医疗机构与相关养老服务机构间的转诊。经过20年的不断完善，日本完成了医疗机构与养老机构的无缝衔接，形成了完善的医养协同体制。日本服务体系内医疗机构及医养协同转诊图如图2-8所示。

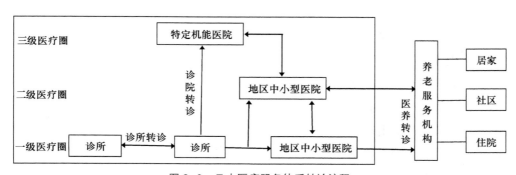

图2-8　日本医疗服务体系转诊流程

4. 监管

日本是一个法制健全的国家，制定的关于医疗服务以及医护人员的责任义务等法律多达十几种，其中最为重要的一部法律为《医疗法》，于 1948 年颁布，有着医疗界"宪法"的地位。《医疗法》对于医疗服务机构的设立准入标准、规模，医疗设施以及医护人员配备标准、医护人员培训、综合型医院内部理事会、监管会等的设立都有着明确规定。县政府等地方政府对医疗机构的监管与检查也仅根据该法律的规定，对于每张床位配备的医生与护士人员数量或者结构存在问题的医疗机构，报销比例相应地降低（一般将为原比例的 80% 或 90%）。

厚生劳动省内部设有社会保障委员会、医学科学委员会以及中央社会保险医疗委员会三个机构。社会保障委员会主要负责关于医疗质量、安全和成本控制方面的政策以及国家战略的制定；医学科学委员会主要制定公共卫生方面的政策；中央社会保险医疗委员会则负责确定保险福利、支付制度以及制定医疗服务费用的收费价目表等。

日本设有专门的医疗质量保健委员会，该组织属于非营利性组织，负责日本国内所有医院的资格认证以及医疗质量的改进。但是该组织对于那些医疗服务质量以及绩效差的医院只有监管权却没有处罚权。此外，日本缺乏对医疗质量实施过程以及结果方面的相关检查与监督。

5. 行为

起初，同我国患者喜欢扎堆到大医院看病的情况一样，日本患者不管大病小病也倾向于去大医院就诊，但日本实行无差别医疗，大型医院与基层医院功能基本相同。为改善这种情况，日本出台相关政策，规定不在一级医疗机构进行转诊而直接前往上一级医疗机构就诊的患者，除了医疗费用基本自费外，还需要缴纳额外的服务费用，一般为 3000 ～ 5000 日元不等（根据医院等级缴费）。日本的三级医院更是不开设门诊，只接受转诊的患者。该政策出台以来，患者的就医倾向有所转变，但对于减少前往大医院咨询的患者数量作用甚微。

6. 绩效

日本的医疗卫生体系被全世界公认为是低成本实现良好国民健康状况的典范。日本的医疗支出占 GDP 的比例一直不是很高，近些年，随着日本老龄人口不断增多，医疗支出增长速度加快，但全国总医疗费用占 GDP 的比例仍控制在 8% 以下（图 2-9）。与其他发达国家相比，日本整个医疗系统的绩效排名也较靠前（图 2-10）。

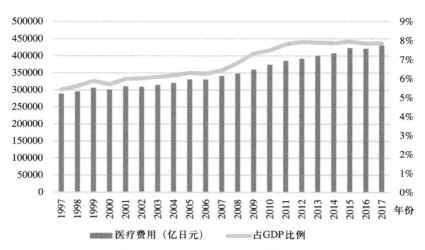

图 2-9   日本医疗费用及占 GDP 比例

数据来源：厚生劳动省官网统计数据 https：//www.mhlw.go.jp/index.html.

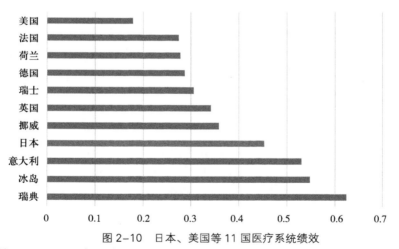

图 2-10   日本、美国等 11 国医疗系统绩效

数据来源：Rump A et al.（2016）.

长久以来，日本政府都重视对医疗费用的控制以提高医疗卫生的绩效，尤其是近几十年日本经济萧条，更是加大了对医疗费用的控制力度。日本主要从以下几个方面涵盖医疗成本：①日本制定了统一的医疗收费价目表，手术费用、药品价格以及医疗设备价格等都由政府统一制定，每两年调整一次。政府从整体上来控制医疗费用，如果其中某一项使用数量明显增高，则通过提高收费价格来控制成本。日本的医院医疗服务费用需要提交到相应单位审查，以检查是否与收费价目表一致，对不在价目表中的相关服务费用不予支付。②日本医疗机构需要接受回顾性检查。医疗机构需要在每个月的月初向当地的医保支付基金提交本单位上个月的服务报告，接受基金会相关专家组的审查。如果专家组认证该医疗机构提供了过多的医疗服务或使用了超量的药品，医保支付基金可以拒绝支付医疗服务费用；如果该医疗机构报告的服务费用金额过于庞大（一般超过 500 万日元），则要提交到国家单位进行高层次审查。虽然审查结果只有 1% 医疗机构提供了过多的医疗服务和使用了过量药物，但是该政策仍然促使日本医疗机构严格把控本单位的医疗费用。③日本的住院服务利用率远低于门诊服务。住院费用高，门诊费用明显低于住院费用，更多地利用门诊服务可以节省一大笔医疗开支。

7. 质量

日本的医疗机构绝大部分是私人开设的，缺乏政府的统一规划，导致医疗资源分配不均，即使一个地方的医疗资源很多，政府也不会对该地区的医疗机构的设立及扩张程度进行干预。此外，日本的医疗机构缺乏专业机构的资格认证，而且没有标准化的基准来评估医院绩效，因此质量参差不齐。质量和效率经常被日本的卫生政策忽视，现有的政府项目往往侧重于量化投入和结构，而不是提高医疗服务质量激励措施。一些研究表明，虽然日本大医院的术后死亡率与其他国家报告的一样低，但初级保健和住院慢性保健服务的质量还是可能存在问题。

日本医疗支出相对较低，医疗服务主要由当地的门诊为居民提供，且大型医院手术量相对较低，这些不仅对医生的手术疗效造成影响，而且也使得大型医院难以有足够的经费采购昂贵的高科技医疗设备，医疗设施以及医疗质量保证项目上也难以更新，这直接影响了医院提供高质量的医疗服务。

日本的认证标准薄弱，不仅仅是医院，医疗从业人员的资格认证同样如此。日本医疗机构的认证是自愿性质的，且主要由医疗质量保健委员会这个非政府部门的第三方非营利组织负责；日本的医生在取得从业资格证后也缺乏后续的考核。

8. 可及性

日本每十万人拥有 258.8 名医生，医疗服务机构以诊所为主，因此患者就诊相对方便。有关研究表明，日本的患者获得医疗服务的可能性是其他国家的 2至 3 倍，平均每位患者每年就诊次数可达到 13 次。除此以外，日本拥有全球最高普及率的高科技诊断仪器（MRI/CT），因此日本患者更容易获得高科技辅助疾病诊断。但日本缺乏急救医疗服务，一项研究发现，如果提供及时有效的急诊服务，可以减少 40% 的因意外创伤死亡的人数。

9. 健康状况

日本在健康状况方面的成就是众所周知的。自 1986 年以来，日本妇女的出生预期寿命一直位居世界第一，2019 年达到 86.8 岁，2013 年日本男性平均寿命就超过 80 岁，至 2019 年达到 80.5 岁。调查发现日本新生儿的死亡率是全世界最低的，平均每 1111 名新生儿中仅有 1 名新生儿死亡，远远高于其他国家。除此以外，日本的肥胖率也是全世界最低的，仅为 3%。当然日本人良好的健康状况除了与其医疗有关，也与日本人良好的生活、饮食习惯、较低的犯罪率等有关。

10. 患者满意度

从 1996 年起，日本厚生劳动省每 3 年对患者进行一次就医行为的调查并发布报告（图 2-11、图 2-12），调查结果显示，日本患者满意度呈逐渐上升趋势，2017 年针对 490 家医院的 145700 位门诊及住院患者进行满意度调查，结果显示门诊就诊的患者满意度是 59.3%，住院治疗的患者满意度达到 67.8%，均为历年最高。此外，对于所提供的医疗服务项目中，门诊患者对医生所提供的诊疗时间以及等待时间这两项满意度低，分别为 28.9%，40.1%；住院患者则是对医院所提供的餐饮服务满意度最低，为 43.5%，其余服务项目满意度均在 50% 以上。

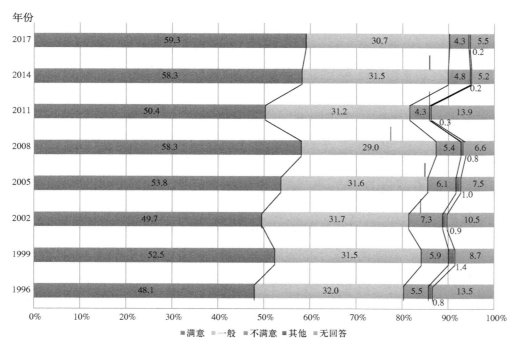

图 2-11　日本门诊患者对医院满意度调查结果

年份

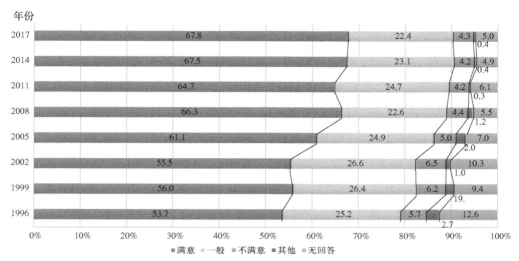

图 2-12　日本住院患者对医院满意度调查结果
数据来源：厚生劳动省官网 https://www.mhlw.go.jp/index.html

11．风险防护

日本的公共卫生基础设施建设非常完善，此外日本也注重居民的公共卫生意识及习惯的养成，整个国家卫生情况良好，有效减少了胃肠道等相关疾病的发生。日本也曾是结核病发病率很高的国家，20 世纪 50 年代结核病发病率为697.4/100 000，随着 1951 年日本《结核病预防法》的颁布，日本出台了一系列结核病预防措施，2005 年以前，日本每年对全民进行 X 线检查以筛查结核病，目前日本的结核病发病率大大降低，2016 年结核病发病率仅为 13.9/100 000。此外，日本的绿化面积达到 70%，空气污染得到有效控制，这些举措有效减少了日本哮喘病的发病率。

2.3.3　小结

日本的医疗服务体系以私人机构为主，但是政府在整个日本的医疗体系中起到了非常关键的作用，日本政府注重通过法律政策的制定来明确医疗服务的服务内容、具体流程，从而规范医疗服务体系。日本近些年来构建整合型医疗服务体系，将医疗体系与养老体系相结合，形成了完善的医养协同体制，为人口老龄化不断加重的国家提供了新思路。此外，日本政府注重通过医保支付以及调整医疗服务价格等方式来控制医疗支出，实现了低成本高效率的医疗服务体系。但是日本也存在着缺少急救医疗服务和缺乏医疗质量认证等弊端。

第3章
发展中国家医疗卫生服务体系研究

　　我国为发展中国家，受到经济发展水平的限制，对医疗卫生事业的投入相对不高，此外还面临着医疗费用上涨的压力，如何在有限的卫生经费中实现全民医疗覆盖，提高民众健康水平，我国一直在摸索中前进着。相对于西方发达国家，发展中国家的医疗服务体系对我们更具有借鉴意义。古巴、泰国等发展中国家经过多年医疗改革，形成了具有代表性的分级医疗服务体系，实现了全民医保，大大提高了本国的健康状况。本章将运用罗伯茨模型对这两个国家的医疗服务体系进行详细分析。

3.1　古　巴

　　古巴是世界上为数不多的社会主义国家之一，位于北美洲加勒比海西北部，是西印度的众多群岛中最大的一个岛国。国土面积 109 884 平方千米，人口 1122 万（2018 年）。2017 年，古巴 GDP 为 968.51 亿美元，人均 GDP 为 8541 美元，约和我国人均 GDP 持平。古巴是一个发展中国家，国内 GDP 大约只有美国的百分之一，但是它不仅很早就实现全民免费医疗，而且全民健康水平可以与世界上发达国家齐平甚至超过许多发达国家，成为为数不多的医疗强国。古巴医疗体系取得成功很大程度得益于在国内实行遍及城乡的家庭医生制度，扎根于基层，为广大人民群众提供基础的医疗服务。古巴的医疗体系成功打破了经济决定医疗水平这一"财富健康"因果关系的传统观念，告诉世人即使经济水平有限，但是只要找到适合本国国情的医疗服务体系，充分利用好已有的医疗资源也可以改善人民群众的健康水平。

3.1.1 古巴医疗卫生服务体系历史沿革

1959 年以前，古巴医疗资源匮乏且分布严重不平等，全国只有 6600 余名医生，且大多数的医生及 80% 的床位集中分布在仅有 20% 人口的首都，其他地区尤其是农村地区严重缺乏医疗资源。1959 年 1 月 1 日，古巴革命胜利后就一直将国内的医疗体系建设放在政府工作的首要位置，即使面对美国的经济制裁与国内医生大量流失的状况，古巴政府还是很快宣布在全国范围内实行全民免费医疗，并于 1976 将全民免费医疗写进宪法，法律条文明确规定了"公民拥有健康保障和医疗的权利""政府保障公民免费医疗的权利"。

实行全民免费医疗的前期，为改善国内医生数量大量短缺的现状，古巴政府通过采取增加医学院数量、减短医学生学习年限，扩大卫生学以及流行病学的入学规模等方式增加国内医生数量，到 1974 年，古巴国内医生数量增加至 1 万多名。另外，为改善医疗资源分配不均的问题，国内医疗资源由政府统筹安排，并将全国的医疗工作重点放在基层以及广大农村地区。通过一系列努力，到 70 年代中期，古巴人民健康状况明显好转，人均寿命提高 10 岁，疟疾、白喉以及小儿麻痹被彻底根绝。

为平衡区域间医疗的发展以及扩大医疗服务覆盖面，1964 年，古巴开始建立以区域医疗为基础的三级网络结构。古巴政府将全国的市（县）划分为多个医疗区域，每个区域内又划分为很多的卫生区，在每个卫生区内建立综合诊所，综合诊所主要承担本区域内人民的初级医疗服务。经过近 20 年发展，建立了几百所综合诊所，古巴政府又着手建立专科医院以及一流的大型医院。在省级及重点中心城市建立专科医院，提供二级医疗服务；建立全国性的一流医院提供三级医疗服务。此外，古巴政府还规定医学生毕业后需要先到医疗条件相对落后的地区服务 2 年。

1984 年，古巴正式开始推行家庭医生制度，并将其定位为古巴整个医疗服务体系的核心。全科医生主要负责为本辖区内居民提供疾病诊治以及疾病预防等医疗服务。古巴的家庭医生制度实现了全国范围内居民医疗服务的全覆盖，也大大提高了古巴人民的健康状况。

3.1.2　古巴医疗卫生服务体系现状

1. 筹资

古巴实行全民免费医疗制度，用宪法保护全体人民享受免费医疗服务的权利，因此古巴的三级医疗机构，从家庭医生、综合诊所到专科医院、大型一流医院的诊疗费、医药费和手术费甚至住院期间的餐饮费以及体检费用也完全免费，这些费用均由政府从财政中拨款支付。古巴人民以及持有临时居住证的外国留学生不需要支付任何费用，享受完全免费的医疗服务，只有偶尔某些医院没有配备的药物才需要他们拿着医生的处方去药房买药，但价格往往也非常便宜，一般折合人民币只需要几毛钱，最贵的药折合人民币不超过 10 元。

2. 支付

古巴的家庭医生诊所、综合诊所、二级医院、三级医院、医学院以及医疗研究中心的基础设施、医疗器材、药品等均由政府统一规划和采购，医护工作者、医学院的教师以及医疗研究中心的研究人员的薪酬全部由政府支付。政府根据具体的职位、参加工作时间、现在的职称以及具有的学历等不同条件设定相应的支付的标准，一般来说专科医生工资略高于全科医生，但差距不大。古巴医生工资不高，全科医生工资一般仅为其他国有行业平均工资的 1 ～ 2 倍，但其生活设施及住房均由政府提供。除了固定工资外，古巴缺乏有效的激励支付方式，很多医生通过到海外医疗援助从而获得更高的薪酬。

3. 组织

古巴建立了完善的三级医疗服务体系：以综合诊所及家庭医生诊所建立"初级医疗网"，提供一级医疗服务；省会及重点城市建立专科医院，提供更专业的二级医疗服务；在首都建立全国性的一流医院以及医疗研究机构主要提供疑难病症诊疗的三级医疗服务。其中"初级医疗网"是三级医疗服务网络中最重要的一部分，也是整个医疗服务体系的基石。初级医疗网以综合诊所为主要表现形式，而综合诊所的核心则是家庭医生制度。统计数据显示，古巴全国各级医疗卫生机构共有 13 112 个（2012 年），其中绝大多数为全科医生诊所，占比高达 87.8%；古巴国内共有医生 82 065 名，平均每一千名古巴居民拥有 7.3 名医生（2012 年）。

综合诊所主要负责本辖区内居民的基础疾病治疗以及疾病预防工作，平均每个综合诊所负责的辖区约有 25 000 名居民。综合诊所主要由家庭医生轮流值班，还包括一些专科医生，如妇产科、儿科、皮肤科、精神科和检验科医生等提供相应的医疗服务。综合诊所除提供多达 22 种医疗服务外，还负责联络协调二级及三级医疗机构以及监管辖区内的几十个家庭医生诊所。

家庭医生诊所一般都至少有一名主治医生和一名护士，负责签约的至少 120 户家庭的健康状况并帮他们建立健康档案。一般居民患病时会直接联系家庭医生，家庭医生可以解决居民 80% 的身体状况中出现的问题，常见疾病一般都可以治愈，如患者有设备检查或者专科会诊的需要，家庭医生会安排他到综合诊所就诊。如果患者病情复杂，家庭医生与综合诊所没有能力诊治时，由家庭医生根据患者病情需要转送至二级或者三级医疗机构，并对患者病情持续跟踪，配合上级医疗机构的诊治。古巴的二级和三级医疗机构不设门诊，只接受急诊和转诊的患者。

4. 监管

古巴的医疗体系归政府统一监管，公共卫生部（MINSAP）是古巴医疗体系最核心的管理部门，国内所有的医疗资源和各个级别的医疗机构都由 MINSAP 统一管理和分配，除此以外，MINSAP 还负责拟定古巴的医疗规则、医疗机构的统筹分布以及医务人员的分配等工作。古巴所有的医务工作者都属于政府雇员，严禁私自开设医疗机构。

MINSAP 将古巴的医疗体系划分为三个等级，每一级医疗机构都接受相应的人民权力代表大会的监督。初级医疗体系接受所在市及地方政府人大的监督，二级医疗机构接受省级人大的监督，首都的三级医疗机构直接接受全国人大的领导和监督。除了监督权，各级人民权力代表大会对所属的医疗机构还有决策权和人事任免权，负责制定该地区的医疗政策和医疗机构医护人员的人事调整。古巴全科医生扎根于广大人民群众中，主要依靠基层群众组织进行监督。

5. 行为

古巴规定医学院的学生毕业后需要到医疗条件较差的地区工作两年，这种做法很好地平衡了地域间的医疗资源；除此以外，古巴很多优秀的医生在家庭医生诊所从事基层医疗工作。基层医疗医生诊疗水平得到广大民众的信任，因此古巴民众患病也愿意先去家庭医生诊所就诊，古巴的三级诊疗制度得到很好的执行。

6. 成本

古巴作为发展中国家却能实现全民免费医疗，这归功于古巴政府对国内医疗卫生的高投入。古巴的医疗支出占 GDP 的比例一直很高，即使是在美国制裁、国内经济发展缓慢的阶段，古巴政府对于国内的医疗支出也没有减少，始终将

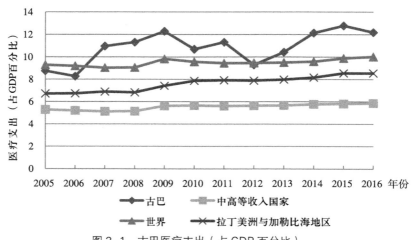

图 3-1　古巴医疗支出（占 GDP 百分比）

数据来源：世界银行官网 https：//data.worldbank.org.cn/indicator/SH.XPD.GHED.CH.ZS.

健康和医疗放在首要位置。从图 3-1 可以看出，古巴的医疗支出高于世界平均水平，远远高于其所位于的拉丁美洲及加勒比海地区，遥遥领先于中高等收入国家的平均支出比例，更别提收入低下的那些国家了。

近些年随着开发的新药越来越多，药品价格上涨成为医疗费用增加的重要原因之一，为控制医疗支出，古巴坚持自主研发和制造仿制药。目前，国内 80% 的药品可以在国内制造，此外，古巴还学习引进了中国的针灸及中草药，这些做法很大程度上节约了古巴的医疗成本。

7. 质量

古巴通过培养高质量的医生来确保本国的医疗质量。临床医学生进入大学后需要统一接受长达 6 年的全科医生教育，想要从事专科的医学生需要在此基础上再接受 3 年的专科教育。除了长时间的理论学习，古巴还注重医学生的实践操作，学习阶段就包含 2 年的基层工作学习经历。全科医生本科毕业后通过国家统一考试即具备行医资格，但必须先到基础医疗条件相对差的地方先工作 2 年，此后工作中也被要求接受继续教育和培训。

8. 可及性

古巴通过划区设立初级医疗机构，每个地区都设有一定数量的综合诊所，但真正让居民提高医疗可及性的是它设立的家庭医生诊所。目前古巴拥有 11 512 所家庭医生诊所（2012），这些家庭医生诊所通常都位于居民区、乡村，跟群众保持着密切的联系。为方便居民就诊，家庭医生诊所 24h 开放。家庭医生除了为居民提供疾病的诊治及预防接种服务外，还要开展健康宣教等活动，诊所内记载了每一户签约家庭的健康档案，家庭医生对签约居民病情通常都较为了解，可以迅速找出对应的健康档案。家庭医生一般上午在诊所出诊，下午去辖区巡逻家访。家庭医生诊所大大提高了古巴居民的医疗可及性，一大半居民步行 20min 内就可以到达家庭医生诊所，让居民的病情得到及时有效的医治。古巴的家庭医生制度真正做到了"哪里有居民，哪里就有医生"。

9. 健康状况

古巴被公认为是世界上最长寿的国家之一，平均寿命达到 79.1 岁，其中女性平均寿命为 81.4 岁，男性平均寿命为 76.9 岁，在古巴 1120 万人口中，百岁以上老人达到 2070 人（2018 年），是世界上百岁老人比例最高的国家之一。古巴虽然是发展中国家，但人均寿命却能与发达国家并肩。

联合国统计数据（图 3-2）显示，目前心血管疾病是古巴居民死亡最主要的原因，排在第二位的是癌症，61% 的居民死于心血管疾病及各类癌症这两种疾病。其余死亡的主要原因还有慢性呼吸系统疾病、糖尿病等，非传染性疾病占所有居民死亡原因的 84%。2018 年，古巴 5 岁以下儿童死亡率仅为 5/1000，低于美国的 5.8/1000。

以外，世界银行统计数据显示古巴的结核病发病率仅为 7.2/100 000，15～49 岁人口艾滋病感染率为 0.4%（2018 年），均远低于世界平均水平。

10. 患者满意度

古巴民众对于本国的服务体系实施现状满意度非常高，不仅是由于实行全民免费医疗，解决了民众对于疾病的后顾之忧，也是因为当地居民对于当地的整体医疗水平和医生医疗技术的信任。

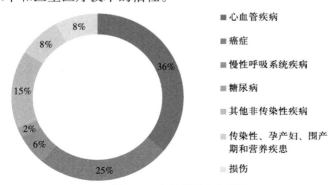

图 3-2　古巴居民死亡原因

数据来源：世界卫生组织官网 https://www.who.int/nmh/countries/zh/

11. 风险防护

古巴的 12 ～ 23 个月婴幼儿麻疹疫苗的接种率常年稳定维持在 99%，远远高于世界平均水平（86%），甚至高于大多数发达国家的接种率。12 ～ 23 个月婴幼儿白喉、百日咳及破伤风混合疫苗（DPT）近几年也一直保持 99% 的接种率，是世界上接种率最高的几个国家之一。古巴婴幼儿疫苗接种率领先于世界，说明了古巴具有很好的"未病先防"的风险意识。

3.1.3 小结

古巴实行全民免费医疗，国内全部的医疗机构由政府开办，为民众提供免费医疗，费用全部来自政府的税收收入；注重医疗服务提供的公平性和可及性，实施三级医疗服务体系，但工作中心是以家庭医生诊所和综合诊所为核心的初级医疗服务提供；古巴注重全科医生的培养和教育，培养了充足的高水平医师队伍；为控制医疗支出，古巴坚持自主研发和制造仿制药，目前国内 80% 的药品可以国内制造。古巴非常注重风险防护，疫苗接种率领先于世界大多数国家。但是古巴医生收入普遍偏低，除了固定工资外，古巴缺乏有效的激励支付方式，打击了医生的工作积极性。

3.2 泰 国

泰国是位于东南亚的中心位置的君主立宪制国家，与柬埔寨、老挝、缅甸和马来西亚接壤，国土面积 513 120 平方千米，人口数为 6942.85 万（2018 年）。泰国 70% 的人口是农业人口。现有 75 个"府"加上首都曼谷这个直辖市一共 76 个行政区，又可以划分东部、中部、南部、北部以及东北部 5 个地区。20 世纪 90 年代，泰国经济迅速发展，与马来西亚、印度尼西亚、菲律宾一起被称为"亚洲四小虎"。1997 年，在全球性的金融危机冲击下，泰国经济进入停滞、衰退阶段，近些年依靠旅游业的迅速发展使泰国的经济增速加快，2018 年泰国的 GDP 达到 5049.93 亿美元，人均 GDP 7273 美元。作为一个中低收入国家，泰国却在 2002 年就基本实现了全民医保覆盖，2019 年美国 *CEOWORLD* 杂志发表的全球医疗体系排名中，泰国排在最佳的第六位。

3.2.1 泰国医疗卫生服务体系历史沿革

泰国的初级医疗保健（Primary health care，PHC）的历史可以追溯到 100 多年前，当时位于泰国北部的农村地区就出现了"精神医治者"。1896 年，在当时泰国皇后的支持下成立了第一所专门的妇科助产学校，主要传授农村的姑娘妇科及婴幼儿保健的相关知识。1914 年，每个农村划区都分派一名医生，主要负责当地居民疾病的治疗、发放常用药物还有牛痘的预防接种。

泰国的现代医疗保健从 20 世纪 60 年代开始启动。1966 年、1968 年泰国彭世洛府和清迈地区分别开展实施了"加强农村卫生"项目和基层医疗项目，这两个项目旨在加强农村和基层基础医疗建设，增加医疗单位和扩充医疗人员的同时提升医疗工作者的医疗水平和工作责任感。1974 年开始，泰国启动了国家初级卫生计划，培训一批当地土生土长的医疗志愿者，从而提高基层医疗的自理能力。这些志愿者分为卫生宣传员（Village Health Communicators，VHCs）及卫生志愿者（Village Health Volunteers，VHVs），VHCs 主要接受健康信息传播的相关培训，每人对口负责 8 ～ 15 户家庭；VHVs 有着更高的要求，从 VHCs 筛选得出，他们需要接受轻症常见疾病诊治的额外培训。1989 年，泰国已经拥有 588 555 个 VHCs 及 62 075 名 VHVs，覆盖了全国 98.4% 的农村地区。到 2015 年，泰国全国共计约有 100 万名医疗志愿者为泰国全国超过 1200 万户家庭提供医疗服务。

1983 年起，泰国通过初级卫生计划推行"健康卡"方案的转诊计划。村民通过支付一定的医疗保险费用可以得到一张健康卡，从而可以享受免费的医疗卫生服务，持有健康卡的患者如因病情需要转诊至更高级别的医疗机构可以享受更快捷的医疗服务。社区健康卡基金会向不同级别的医疗服务提供者给予相应的奖励金，从而促进他们相互合作。健康卡计划不仅为村民提供了医疗保险也加强了上下级医疗机构间的协作，为患者提供了有效的转诊。健康卡计划于 2002 年在泰国全面实行全民医疗保险计划后被取代。

2002 年，泰国政府颁布《国家健康保障法案》，正式推行全民医疗保险计划（UCS），该计划又被称为"30 铢计划"。每人每次就诊只需要缴纳 30 泰铢（折合人民币 6.5 元）就可以享受到医疗机构提供的门急诊及住院服务，无须再缴纳额外的费用。"30 铢计划"与面向公务员的医疗保障计划（CSMBS）、面向私立机构雇员的社会医疗保障计划（SHI）共覆盖了 96% 以上的人口，基本实现了泰国的全民医疗覆盖。截至 2016 年 9 月，泰国 3 种医保共覆盖了国内 6578 万人口，其中"30 铢计划"的全民医疗计划覆盖了 4833 万人，占医保覆盖人口总数的 73%，因此这项"30 铢计划"在完善泰国全民医保以及改善国内居民健康水平及医疗公平性上具有重要意义。

3.2.2 泰国医疗卫生服务体系现状

1. 筹资

泰国目前主要实行3种医疗保险计划，其中公务员的医疗保障计划（CSMBS）以及"30铢计划"主要资金来源是政府税收，而面向私立机构雇员的社会医疗保障计划（SHI）的资金则由政府、雇佣机构及雇员按雇员工资1.5%的标准三方共同来支付，因此政府在医疗筹资中担任着绝对的主导地位（见图3-3）。

参保"30铢计划"的居民会得到一个"金卡"，允许他们在注册区域内获得医疗服务，每次只需支付30泰铢，剩余的钱由国家财政补贴。2006年后随着泰国政府的更新换代，取消了共同付费制度，完全依靠政府税收收入资助。虽然2012年9月1日泰国政府宣布恢复共同支付，但有些情况可以例外：紧急情况、预防和宣传活动、那些没有任何处方药的人，以及到社区医院及以下任何医疗机构就诊的患者。目前泰国医疗卫生的主要资金来源是政府的税收。政府将每年的医疗支出预算扣除医疗基础设施的建设、医学的教学与科研经费、公立医院大型医疗器械的采购以及疾病预防等专项资金后，将剩余的钱全部投入"30铢计划"中，除此以外还额外投入10%的医疗经费。如图3-3所示，在2002年实现全民医疗覆盖后，政府支出逐渐增加，从2002年的64.923%上升至2016年的78.135%，与此同时个人现金支付比例逐渐下降，从2002年的

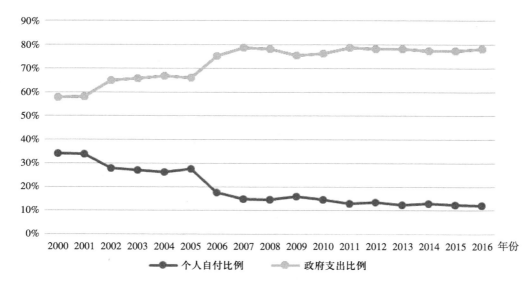

图3-3　泰国医疗费用个人自付、政府支出比例

数据来源：世界银行官网 https：//data.worldbank.org.cn/indicator/SH.XPD.GHED.CH.ZS.

27.897% 逐渐下降至 2016 年的 12.114%。

2. 支付

泰国实行购买者—提供者分离制，购买者为国家卫生安全办公室（National Health Safety Office，NHSO），医疗的经费则是通过基本医疗合同单位（CUPs）的系统引入的。泰国政府认为，选择大的医院作为承包商会产生很多不必要的二级医疗，因此将大部分的资金拨给了 CUPs。参保 "30 铢计划" 的居民政府根据每人每年 700 铢的门诊医疗费用发放给其注册医疗机构，住院实行总额预算下的 DRGs，其他高成本干预措施，如透析、化疗、抗逆转录病毒治疗按收费表支付，需要注意的是除非紧急情况患者必须去其注册的医疗机构就诊、转诊，否则费用全部自费。如表 3-1 所示，泰国的公务员参保的 CSMBS 福利最好，不仅就诊相对自由，而且门诊及住院均采用的是按医疗服务项目付费。SHI 医疗保障计划则采取与公立医院及私立医院签约的方式确定医疗服务提供者，到 2011 年，共有 244 家医疗机构签约，其付费方式为按人头付费。

表 3-1 泰国 3 种健康保险计划的主要特征（2011 年）

健康保险计划	公务员医疗保障计划（CSMBS）	社会医疗保障计划（SHI）	"30 铢计划"（UCS）
起始年代	1980 年	1990 年	2002 年
负责机构	CGD	SSO	NHSO
性质	福利性	强制性	社会福利性
覆盖人群性质	政府雇员及其家属、退休人员	私立机构雇员	未被覆盖人群
覆盖人口数（百万）	5.47	8.1	51.59
覆盖人口比例	8.1%	10.56%	76.43%
资金来源	税收	三方共付，员工工资 1.5% 标准缴费	税收
医疗服务提供者	公立医疗机构及部分私立机构	注册医疗机构	注册医疗机构及转诊的医疗机构
注册登记	不需要	需要，可每年更换	需要，自动分配
守门人功能	无	无	有，未经转诊，全额自付
主要支付方式	按项目付费	按人头付费	门诊按人头付费 住院实行总额预算下的 DRGs

资料来源：Damrongplasit K et al.（2015）

3. 组织

泰国的医疗服务提供者绝大多数都是公立的医疗机构，公立医院的数量及其拥有的床位占全国医院及床位总数的比例分别为 75% 和 79%。大多数的私立医院都较小，其中 69% 的私立医院床位数少于 100 张。除此以外，大型的私立医院一般都坐落在曼谷等大城市，为大多数的国际患者提供医疗服务，服务质量好但收费也相对较高，因此普通居民绝大多数还是选择公立医疗机构。

泰国如今实行的医疗服务体系主要分为三级：基层卫生和保健机构、二级医疗服务、三级医疗服务。基层卫生保健系统主要由社区卫生中心组成，泰国共有 10 068 个卫生中心，每个社区卫生中心负责为一个地区的居民提供医疗服务，一般服务人数在 3000 ～ 5000 人。卫生中心通常配备 3 ～ 5 名医疗工作者，没有医生，都是护士、助产士、专业技术人员以及医疗志愿者。99.8% 的卫生中心配有电脑，医疗工作者使用 MOPH 统一的信息管理系统（HCIS）进行患者健康档案的记录与处理。

二级医疗服务通常由县、市级的社区医院提供，每个医院拥有 10 ～ 200 张床位，主要为当地 50 000 ～ 100 000 名注册居民提供住院服务。社区医院里为患者诊治的主要是全科医生，但医生一般只有几名。社区医院是低级卫生中心和高级医院之间的纽带，除了为社区卫生中心转诊来的患者提供医疗服务外，社区医院也负责为当地的卫生中心提供技术支持，在患者病情需要时负责及时将患者转诊至上一级的区级医院。

三级医疗服务由省级及以上的区级医院及大学医院提供，包括省级综合性医院、大学的附属医院、专科医院、地区医院以及一些大型的专科医院。一般省级综合性医院拥有床位 200 ～ 500 张，地区医院拥有 500 张床位以上。

除了 CSMBS 的参保人员，SHI 及 UCS 的参保居民有着严格的就诊限制，当出现健康状况时，除非紧急的病症均需要去其注册的医疗机构就诊，如果不经转诊越级就诊，则诊疗费用需自己支付。

4. 监管

泰国政府在医疗服务体系的监管中占据绝对的主导地位，国内 80% 的医疗机构为公立医疗机构，接受政府的监管。从中央到地方政府对医体系的监管有着明确的分工和职责，中央公共卫生部（MOPH）是国家的卫生部门，主要负责泰国卫生政策的制定、实施与评估、医疗卫生服务的宏观调控以及医疗费用的筹资与分配等；地方政府主要负责当地医疗机构的行政管理与医疗服务的正常提供，每个省政府下属的卫生厅负责省级综合性医院的、当地的大学医院以及社区医院的监督管理以及提供技术支持；县政府负责协调当地的社区卫生中心，确保他们能够满足广大人民群众的医疗需求，提供必要的医疗服务。

5. 行为

2001 年泰国成立了健康促进基金会，主要负责向群众宣传各种主要的健康风险，引导群众健康的生活方式从而预防有关疾病的发生。为促进人民的健康，泰国政府于 2017 年 9 月 16 日颁布新税收法案中明确规定，对危害人民健康的物品征收"罪恶税"，因此烟草、烈酒税收普遍上涨了 2%。征收"罪恶税"一方面遏制了人们吸烟、饮酒的不良习惯，另一方面每年可以为国家增加了 120 亿泰铢（约 24 亿元人民币）的税收，这笔钱可以填补医疗开支的赤字，促进"30 铢计划"的医疗保健计划的正常运行。

6. 成本

泰国的医疗支出占 GDP 的比例并不高，近些年波动上浮，2016 年医疗支出占 GDP 的比例达到历史最高，为 3.711%。但是从图 3-3 可以看出，泰国在实现了全民医保覆盖的同时，居民自负医疗费用的比例逐渐下降，从 2002 年的 27.897% 逐渐下降至 2016 年的 12.114%。参保的居民在其注册的医疗机构及经过转诊的医院基本可以享受免费的医疗服务，医疗服务提供者接受无起付线、无最高封顶线以及无额外收费的现状。

7. 质量

泰国的医疗卫生服务质量主要通过其国内的认证及认可制度。2009 年，医疗卫生认证机构（HAI）正式成立，其主要职能是对医疗机构及其医疗设施进行认证，从而促使他们提高自身的医疗服务质量。自 HAI 成立以来，泰国医院通过认证的数量越来越多，医院的死亡率明显下降。

泰国的医疗人员，包括医生、护士、牙医以及药剂师都需要在政府认可的教育机构接受本科学位的学习和培训，除此以外还需要通过专科委员会的认证才可以上岗。泰国大部分的医生集中在曼谷地区，据统计，截至 2015 年 6 月，泰国共有 52 286 名医生，其中固定从事医疗工作的医生人数为 47 293 人。在这些医生中，约有一半人集中在曼谷地区，曼谷地区的医患比例为 430∶1，国内其他地区则高达 2390∶1。这直接导致了泰国大部分地区的医生工作压力和工作强度均很大，但是医生的薪酬却与他们的工作压力和强度不成正比，即使这些年泰国政府加大了医疗支出预算，但是医生的工资却未见涨，这在很大程度上打击了医生的积极性，一部分医生开始向民营医疗机构流失，这势必会对泰国的医疗质量产生负面影响。

8. 可及性

2002 年起，泰国实行"30 铢计划"医疗保险计划，基本实现了全民医保全覆盖，大大提升了泰国人民的医疗服务可及性。此外，泰国一直实行的医疗志愿者计划，在基层当地培养了一大批的医疗志愿者，每个对口负责几户家庭，使基层地区尤其是农村地区的群众在患病时可以得到及时有效的医疗建议。世界上的国家普遍存在着医疗可及性及医疗服务城市地区比农村地区更有优势的情况，但是一些研究表明，在泰国农村地区的医疗服务比城市更好，究其原因主要是城市地区医疗服务提供者主要是医院以及私人诊所，城市卫生中心的数量不多，不能满足全部居民的医疗需求。拿曼谷来说，虽然泰国国内顶尖的医疗机构大多聚集在曼谷，但公立医院数量并不多，政府将大量的资金投入到大型医院的建设中去，而居民接触最多的社区卫生中心仅有 68 个，却要为 800 万居民提供医疗服务。

9. 健康状况

近些年，泰国孕产妇 5 岁以下儿童死亡率明显下降（图 3-4），孕产妇的死亡率从 2008 年的 48 人 /100 000 人下降至 37 人 /100 000 人，5 岁以下儿童的死亡率从 14.7 人 /1000 人下降至 9.5 人 /1000 人。目前，泰国孕产妇及 5 岁以下儿童死亡率均低于其他任何一个中低收入国家。然而泰国的结核病、艾滋病发病

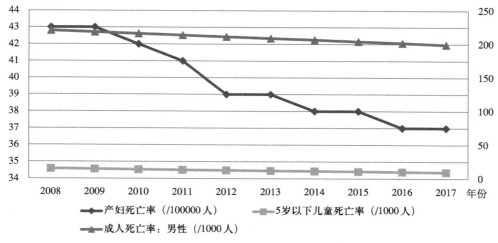

图 3-4　泰国孕产妇、5 岁以下儿童死亡率

数据来源：Knoema 官网 https://cn.knoema.com/.

率较高，结核病的发病率为 153 人 /100 000 人，排在全球所有国家地区的第 41 位；15 ～ 49 岁艾滋病患病率高达 1.1%（2018 年），全球排名第 41 位；

世界卫生组织公布的 2019 年世界各国人均寿命排名中，泰国位列第 70 位，预期寿命为 74.9 岁，其中女性为 78 岁，男性为 71.9 岁。造成泰国居民死亡的主要原因是心血管疾病、癌症、慢性呼吸系统疾病等。

10．患者满意度

从图 3-5 可以看出，泰国居民对"30 铢计划"的满意度总体较高，虽有上下波动，但一直维持在 8 分以上。UCS 为提高医保参保居民的参与度和满意度，开通了 1330 热线服务电话，用于帮助患者解决其在接受医疗服务过程中的疑问、不满和申诉。2011 年全年 1330 热线电话被超过 50 万人呼叫，但是仅有 1/100 不到的电话是患者的抱怨电话，94% 的患者所抱怨的内容，有关机构会在 1 个月内予以处理和解决。

11．风险防护

20 世纪 80 年代泰国迅速扩大了儿童免疫接种，麻疹免疫接种率 1984 年仅为 5%，1990 年已经迅速上升至 80%，DPT 免疫接种率也从 1983 年的 49% 迅速上升至 1990 年的 92%。近些年麻疹免疫接种率和 DPT 免疫接种率稳定维持在 99%。此外，泰国乙肝及乙流的接种率也高达 99%，近些年泰国开始重视对目标人群流感疫苗的接种。

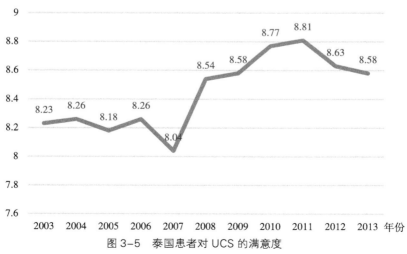

图 3-5　泰国患者对 UCS 的满意度

数据来源：Srithamrongsawat J et al.（2015）

备注：满意度满分为 10 分。

3.2.3 小 结

　　泰国通过"30铢计划"的全民医疗计划实现了医保的全覆盖，政府在医疗服务体系中发挥着重要的作用，在筹资、组织、监管等方面都占据着主导地位；实行多元化的医保计划，不仅仅依靠政府的财政支出，还有雇员和雇主的医保费用，多元化筹资，从而帮助减轻政府财政压力；泰国实行的医疗志愿者计划，在基层当地培养了一大批的医疗志愿者，对口负责当地居民的健康状况，大大提高了医疗服务可及性，也使得泰国农村地区的医疗服务比城市更好。但是泰国实施差别化医疗，泰国的公务员参保的 CSMBS 福利最好，SHI 和 UCS 医保则限制较多，不利于民众的信心和满意度的提高。此外，泰国大部分地区的医生工作压力和工作强度均很大，但是医生的薪酬却不高，造成了医师向私立机构流失。

第4章
江苏省医疗卫生服务体系研究

4.1 医疗卫生服务体系现状

江苏省是我国第一批省级综合医改试点之一，近些年江苏省借助本地经济发展的优势，积极深入开展医疗改革，取得了一系列的成果，尤其是在全民医保制度、药品供应保障体系、公立医院改革以及医疗监管等关键部分取得了明显阶段性的成效。

江苏省全民医疗保障制度正逐渐完善，其医疗筹资模式与全国其他地区基本相同，目前主要有三种医疗保险形式：城镇职工基本医疗保险制度、新型农村合作医疗制度、城镇居民基本医疗保险制度。①城镇职工基本医疗保险制度主要覆盖辖区所有党政群机关、企事业单位，医疗保险费由用人单位和职工个人共同缴纳，用人单位按在职职工上年工资总额的 8% 比例缴纳，在职职工则按本人上年度工资收入的 2% 比例缴纳；②新型农村合作医疗制度主要覆盖辖区农业人口（含外出务工人员），江苏省不同地区新农合的缴费标准不同，筹资标准由每个地方的政府确定，基本人均每年筹资在 650 元左右，个人所缴费用大致为每年 150～180 元，其余部分由各级财政补足；③城镇居民基本医疗保险制度主要覆盖辖区内未纳入城镇职工基本医疗保险的非农业户口城镇居民，目前居民医保人均筹资标准在每年 1200 元左右，其中个人缴费标准约为每人每年 360 元，其余部分由各级政府予以补助，对于经济困难的特困户等特殊人群由政府财政全额补助。通过这三种主要的医疗保险模式，2019 年江苏省全省基本医疗保险参保人数达到 7820.8 万人，参保率超 98%。

江苏省政府医疗财政补助费用逐年增加，医疗费用的报销比例逐渐提升。2019 年城乡居民医保住院费用的报销比例达到 70% 以上，城镇职工医保的住院费用报销比例达到 84%。全面实施大病保险，对存在困难的群众提供政策倾斜，发挥大病保险脱贫解困的功能。为控制持续上涨的医疗费用，江苏省也在积极深化医保支付方式的改革，全面实施在总额控制下的按病种为主的多元化复合医保支付方式，按病种付费的病种数目达到 560 个。相关研究结果表明，江苏省内人均每次住院费用、医保支付费用以及患者个人自付费用的金额均保持增长趋势。医保政策虽然提高了政策内的报销比例，但居民对政策报销范围外的医疗需求增加，医疗负担并没有明显降低。

医疗服务主要由各级公立医疗机构提供，为进一步加强公立医疗机构提供医疗服务的能力，提升医疗服务的质量，江苏省各级行政区域成立了公立医院管理管理委员会，持续深化公立医疗机构的改革。从财政补偿机制、院长负责制、医院内部管理制度机制的制定到"以药补医"机制的破除、医疗服务价格以及医疗从业人员薪酬制度的调整等多方面深入开展公立医院改革。

此前政府在医疗监管中占据绝对的主导地位，近些年，江苏省全面深化"放管服"改革，构建卫生信用体系，探索医疗监管的新模式，并将卫生监督执法信息向大众实时公开，这在很大程度上提升了人民的幸福感和满足感，但很多民众对此不了解，有待进一步完善。

江苏省医疗卫生服务质量主要通过认证及许可制度。医学院校规范医学生的培养制度，临床专业学生实施严格的理论与实践相结合的培养模式，从业上岗的医护人员必须持有医师证、药师证等执业许可证明。2010 年开始，江苏省严格实施住院医师规范化培训，目前江苏省住院医师规范化培训人数位居全国第一。此外，江苏省很重视乡村医生的培养，2015 年到 2017 年间，免费为农村乡镇医院定向培养 6144 名医学生，推行基层医护人员"百千万计划"，为超过34 000 名基层医疗机构卫生人员提供相关岗位培训，极大地提升了乡村医护人员的服务能力。2018 年，江苏省县级以上行政区域均设立医疗质量控制中心管理办公室，对辖区内的医疗机构实施动态管理，从而规范医疗服务行为，保障医疗质量和医疗安全。

江苏省居民参保率超过 98%，基本实现全民医保覆盖，2019 年江苏省标准化儿童预防接种门诊实现全覆盖，人均期望寿命超过 78 岁，居民健康水平位居全国前列。调查显示，江苏省患者对公立医疗机构提供的门诊医疗服务满意度基本在 85% 以上，对于住院服务的满意度约为 76%。医护人员态度、排队等候时间、住院的费用、医保报销比例以及家庭人均年收入等，是影响满意度评价的主要因素，因此要进一步提升医疗机构的服务质量，优化就医秩序、控制医疗费用等，从而进一步提升患者的满意度。

目前，江苏省仍然面临着一系列的问题：江苏省医疗服务体系以大医院为中心，这是一种高成本医疗方式，同时实施医保差异化支付的方式引导患者就医，但效果不理想，无序的诊疗格局造成各医疗机构缺乏相对稳定的患者群，医疗机构间对工作量以及收入缺乏稳定的预期，只能盲目地争抢患者，造成了许多过度医疗、资源浪费的情况，也加大了政府财政和居民个人的医疗负担；此外，无序的诊疗格局对医疗服务的连续性造成极大的破坏，势必会对患者的健康以及满意度造成影响。这种高成本、质量欠佳的医疗服务体系不是一种可持续的医疗服务模式，且因为疾病谱的变化、先进医疗技术的产生，还面临着医疗费用快速增长的压力，因此推行有效的分级诊疗制度以及高效的医疗服务体系势在必行。

4.2 分级诊疗制度研究

4.2.1 分级诊疗制度探索历程

江苏省作为国家医疗改革的排头兵，省委省政府高度重视医改工作，成立了医疗改革专项小组，并于 2015 年 2 月 27 日出台了《江苏省综合医改试点方案》，在该医改方案中明确提出推行分级诊疗制度、进行公立医院改革、建立健全全民医疗保障制度等方式全方面深入推进医疗改革。同年 8 月又出台了《关于推进分级诊疗制度建设的实施意见》，明确提出建立分级诊疗制度。近些年，为推动分级诊疗制度的进一步推进，江苏省出台了一系列政策（表 4-1）。

2011 年 8 月，《江苏省医疗机构双向转诊管理规范（试行）》对上传与下传的指征、双向转诊的原则、实施程序以及保障措施等做出了明确的规定。

2011 年 11 月，《省政府关于建立全科医生制度的实施意见》对全省建立全科医生制度的目标和任务、全科医师培养与聘用制度以及发展全科医生的激励机制做出了明确的规定。

表 4-1　江苏省分级诊疗相关措施

时间	分级诊疗措施	内容
2011 年 08 月	双向转诊指南	双向转诊的指征、原则与程序
2011 年 11 月	建立全科医生制度	每个城市社区和农村基层医疗机构配备合格的全科医生，城乡每万居民有 3 名以上合格的全科医生
2015 年 04 月	提升基层卫生人员服务能力	加大基层卫生人员培养、培训力度，建立绩效及财政补助机制
2015 年 08 月	强化城乡对口支援	全省县及县以上公立医疗卫生机构对口支援基层医疗卫生机构，3 年一个周期
2015 年 09 月	纵向医疗联合体建设	城市及县域内纵向医联体建设，因地制宜，发展松散型或紧密型医联体，推动医疗资源纵向整合
2016 年 02 月	慢性病分级诊疗	以信息化手段推动高血压、糖尿病等慢性病的分级诊疗服务
2016 年 11 月	家庭医生签约服务	全省各市、地区全面开展家庭医生签约服务，重点对象覆盖率达标
2016 年 12 月	基层转诊预约服务	大城市的专家号预留 20% 号源给基层医疗机构及家庭医生，实行实名制转诊
2018 年 05 月	基层医疗机构药品供应保障	完善药品配备政策、保障药品供应、强化药品采购监管、促进药品合理使用
2018 年 11 月	按病种付费方式	全面开展按病种付费为主的多元复合式医保支付方式改革
2019 年 03 月	医联体建设规划	建设紧密型医联体、实行医联体网格化管理，推动医联体功能向以健康为中心转型
2019 年 04 月	互联网＋医院建设	三级医院等医疗机构申请审批后增设互联网医疗服务
2019 年 11 月	医保统筹方案	完善不同级别医疗机构间医保差异化报销政策，提高基层医疗卫生机构医保支付比例

2015 年 4 月，《省政府办公厅关于进一步加强乡村医生队伍建设创新基层卫生人才培养使用机制的实施意见》提出，努力提升基层医疗机构的服务能力，加大基层卫生人员的培养培训力度，对农村基层人才定向培养，建立相应的绩效及财政补助政策，强化城乡对口支援。并在同年 12 月发布了《关于全面开展乡村医生实用技能进修工作的通知》。

2015 年 8 月，省卫计委《关于进一步加强城乡医疗卫生机构对口支援工作的实施意见》提出，全省各市、地区县及以上公立医疗机构对口支援基层医疗机构，3 年为一个周期，帮助县域内医院及基层医疗机构提升诊疗能力。

2015 年 9 月，省卫计委《关于推进纵向医疗联合体建设的指导意见》提出，要推进城市及县域内纵向医联体建设，并对医联体建设的方式、资源的纵向整合等提出建议，明确了序时目标。

2016 年 2 月，省卫计委《转发国家卫生计生委办公厅国家中医药管理局办公室关于全面开展高血压、糖尿病分级诊疗试点工作通知的通知》，针对本省情况，提出利用信息化手段推动高血压、糖尿病等慢性病的分级诊疗，为慢性病患者提供便捷、高效率的诊疗服务和疾病的健康管理服务。

2016 年 11 月，省七部门联合发布《关于深入推进家庭医生签约服务的实施意见》，2017 年 5 月，省卫计委再次发布《转发〈关于做实做好 2017 年家庭医生签约服务工作通知〉的通知》，明确提出在全省范围内全面开展家庭医生签约服务，对签约服务人群和重点人群分别达到 30%、60% 的覆盖率。

2016 年 12 月，省卫计委发布了《关于开展基层转诊预约服务进一步推进分级诊疗工作的通知》，明确要求大型医院要将一般专家以及特殊专家的部分号源留给基层医疗卫生机构和签约家庭医生，实行实名制转诊预约且这部分号源的比例不得低于 20%。

2018 年 3 月，《江苏省政府办公厅关于印发江苏省深化医药卫生体制改革规划（2018—2020 年）的通知》提出，将分级诊疗放在重点任务的第一位，提出建立完善的医疗服务体系、提升基层医疗卫生服务能力、资源纵向整合和建立连续服务的诊疗模式等多方面建立科学合理的分级诊疗制度。

2018 年 5 月，《关于加强基层医疗卫生机构药品供应保障工作的通知》明确提出，从完善药品配备政策、保障药品供应、强化药品采购监管和促进药品合理使用四个方面加强基层医疗机构的药品供应保障工作。

2018 年 11 月，《省政府办公厅关于建立现代医院管理制度的实施意见》明确，要全面开展按病种付费为主的多元复合式医保支付方式改革，同时要健全人才培养制度，二级以上公立医院的所有从业医生在晋升主治医师或副主任医师职称前需要有基层或对口帮扶的医疗机构医疗服务经历，且时间不少于 1 年。

2019 年 3 月，省卫计委《关于印发江苏省医疗联合体建设规划（试行）的通知》提出，要进一步进行供给侧改革，建设紧密型医联体、实行医联体网格化管理，推动医联体功能向以健康为中心的转型。

2019年4月，省卫计委《关于印发〈江苏省互联网医疗服务审批程序〉的通知》明确，在江苏省推行"互联网＋医疗"，三级医院、三级妇幼保健院以及中外合资等大型医疗机构可以通过申请审批后增加互联网医疗服务项目。

2019年11月，《省政府办公厅关于实施基本医疗保险和生育保险市级统筹的意见》提出，要完善不同级别医疗机构间患者诊疗费差异化报销政策，合理的拉开基层医疗卫生机构、县级医疗机构与城市医疗机构之间报销水平差距，提升基层各个医疗卫生机构相关服务项目的医保报销的比例。

4.2.2 分级诊疗政策措施分析

1．提升基层医疗服务能力，政策、资金全面向基层倾斜

江苏省制定了一系列政策，支持城市及农村基层医疗机构的建设，并按照政策指示，近些年将医疗资金重点投入到基层，在完善相应基础设施建设的同时，通过多种方式提高基层医疗工作者的薪酬；完善了全科医生培养制度，加强基层医疗工作者的培养和培训，对农村乡镇医生实施定向培养，提升基层医疗机构医务人员的诊疗水平和服务能力；将建设示范性乡镇卫生院作为全省十大主要任务百项重点工作之一；此外还出台了二级以上公立医院医生职称晋升与基层医疗服务挂钩、大医院专家基层坐诊等规定。

2015—2017年，免费为农村乡镇医院定向培养6144名医学生，推行基层医护人员"百千万计划"，为超过34 000名基层医疗机构卫生人员提供相关岗位培训。通过一系列政策，江苏省在全国范围内率先实现了每一万名居民拥有3名以上全科医生的目标，实现了全省范围内每个县（区）都至少拥有1所二级甲等以上的高水平综合性医院及中医院，建成了省级示范性乡镇卫生院344所，村卫生室440个。

2．促进优质医疗资源下沉，促进医疗联合体建设

明确各级医疗机构的功能定位，各地区结合当地情况组间纵向医联体，促进医疗资源纵向联合。在县域，以县里的综合性医院、中医院及当地的妇幼保健院为龙头，联合乡镇卫生院、村卫生室等，构建县乡村紧密型医疗联合体；在市域，以三级公立医院为龙头，与专科医院、区域医院、康复医院等联合，成立多种形式的医联体，实现上下转诊、双向联动，优化医疗资源的配置和使用。同时借助云门诊、互联网医院、医疗互助等先进平台，推动优质医疗资源下沉。

到2019年年底，江苏省全部三甲医院都牵头组建了医联体，全省各市（地区）共组建了 430 个医联体，代表性医联体有镇江康复医疗集团及江滨医疗集团，分别为紧密型和松散型医联体，在全国起到了很好的示范性作用。

3. 推进家庭医生签约服务，当好群众健康守门人

在全省各市（区）全面开展家庭医生签约服务，做到签约一人、履约一人，充分发挥家庭医生制度的优越性，与群众密切联系，当好群众健康的守门人。在推行家庭医生签约制度的过程中，切实围绕群众的健康问题，推行个性化签约服务，逐步提升家庭医生的签约率，对孕产妇、0 ～ 6 岁儿童、高血压及糖尿病等慢性病患者、65 岁以上的老年人等重点人群重点签约。

2017 年，江苏省 97% 的社区卫生服务中心和 82% 的村卫生室开展了家庭医生签约服务，签约人数达到 2512.25 万人，家庭医生签约率和签约人数均位居全国第一。2019 年，江苏省家庭医生重点人群覆盖率达到 62.96%。家庭医生是群众健康的守门人，除了进行基础疾病的首诊、转诊等医疗服务外，还在预防接种、慢性病管理、健康宣教方面发挥了重要作用。

4. 实施医保差异化支付，引导居民基层就诊

不同级别的医疗机构间医疗服务费用、医保报销比例设有一定的差距，通过拉开二、三级医疗机构与基层医疗机构间医保的起付线标准和医疗费用报销比例以及基层转诊的报销限制，引导居民至基层医疗机构就诊，常见病直接在基层医疗机构治疗，以节省医疗开支，病情确实需要转诊的患者则由基层医疗机构上传到合适的医疗机构。一般来说，基层医疗机构医保报销比例比三级大型医院高 20% 左右。

通过实施医保差异化支付的方式，居民到基层医疗机构进行首诊的比例大大提高，至 2017 年，江苏省 13 个市除南通市和宿迁市均实现了县域内就诊比例达 90% 的目标，门诊上传就诊率有所提高。江苏省内各个市结合本地情况积极进行改革医保支付方式的探索，形成了一些较好的经验：如苏州市对患者家庭医生签约的基层医疗机构报销比例高于其他未签约的基层医疗机构，引导居民至签约的基层医疗机构就诊；无锡市对未经基层医疗机构转诊直接去二、三级医院就诊的患者，实行医保报销比例减半等措施。

5. 推行"互联网＋医院"，扩大患者就医途径

江苏省紧跟互联网发展的大趋势，推行"互联网＋医院"，规定三级医院、三级妇幼保健院、中外合资医院等大型医疗机构可以申请审批后开展互联网医疗服务。"互联网＋医院"设立后，患者只须通过手机 App，足不出户就可以

享受到三级医院的专家诊疗服务。此外，"互联网＋医院"可以大大缩短危重患者的救治时间，提高了偏远地区或不方便就医的患者的医疗可及性。通过"互联网＋医院"的设立，为患者开辟了一条更加便捷的就医之路，可以有效缓解患者看病难的问题。

2018年，江苏省通过互联网共为33.48万患者提供诊疗服务，2019年8月，江苏省中医院、江苏省肿瘤医院、东南大学附属中大医院等7家三级医院成为首批获得"互联网＋医院"运营许可的医疗机构。互联网诊疗服务可以大大提高患者就医的获得感和满意度。

4.3 医疗卫生资源配置研究

随着社会经济的不断发展，人口老龄化及医疗费用呈不断上涨的趋势，医疗卫生资源的配置及效率显得尤为重要。医疗资源的配置直接关系到人民群众公平享受医疗服务的权利、医疗服务的可及性及全民健康状况，也是提升医疗机构的服务能力、医疗费用的控制、提升群众满意度的关键，对社会的和谐发展意义重大。

江苏省现设13个省辖市，这13个市根据地理位置、历史经济发展因素等可以划分为苏南、苏中、苏北三部分。苏南包括苏州、无锡、常州、镇江、南京五市及其所辖的县（市）；苏中包括南通、扬州、泰州三市及其所辖的县（市）；苏北包括淮安、连云港、徐州、宿迁、盐城五市及其所辖的县（市）。对江苏省医疗卫生资源配置的研究主要包括医疗资源配置现状的研究、医疗资源配置公平性研究以及医疗资源配置的效率三部分，将从纵向和横向进行全面系统研究。

4.3.1 医疗资源配置现状分析

江苏省医疗资源配置现状，将细分为医疗卫生物力资源、人力资源以及财力资源进行分析。

1. 医疗卫生物力资源配置现状

（1）医疗卫生物力资源总量

医疗卫生物力资源主要包括医疗机构、医院床位等。2014—2018年，江苏省医疗机构增加了1233个，增长了3.85%。从具体年份来看，在2017年前尽管存在小范围内的上下波动，但全省各级医疗机构总数量保持在32000个左右。

2018 年迅速上升至 33 253 个，较 2017 年增加了 1216 个，主要原因在于江苏省大力加强基层医疗设施建设，门诊部、诊所等基层医疗卫生机构数量明显增加（图4-1）。全省的医疗机构拥有的总床位数总体上保持着平稳的增长，2014—2018年 5 年内增长了 992292 张，增长率为 26.9%（图 4-2）。

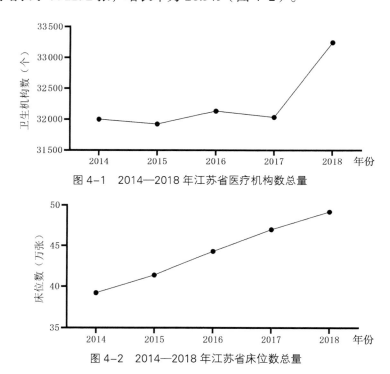

图 4-1　2014—2018 年江苏省医疗机构数总量

图 4-2　2014—2018 年江苏省床位数总量

（2）每千人口、每平方千米医疗卫生物力资源数量

表 4-2　2014—2018 年江苏省每千人口、每平方千米医疗卫生物力资源数量

年份	医疗机构			床位		
	/1000 人	/ 平方千米	总计	/1000 人	/ 平方千米	总计
2014	0.4020	0.2985	32000	4.9283	3.6594	392293
2015	0.4003	0.2978	31925	5.1857	3.8583	413612
2016	0.4017	0.2998	32135	5.5394	4.1334	443100
2017	0.3990	0.2989	32037	5.8514	4.3825	469805
2018	0.4130	0.3102	33253	6.1051	4.5851	491522

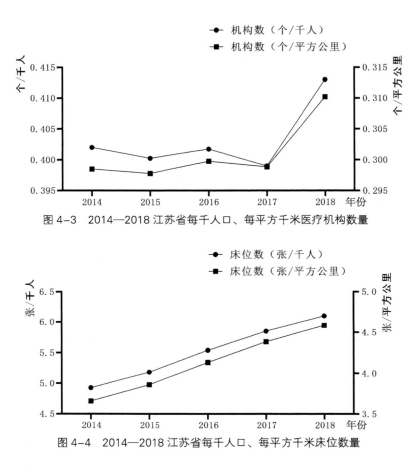

图4-3　2014—2018江苏省每千人口、每平方千米医疗机构数量

图4-4　2014—2018江苏省每千人口、每平方千米床位数量

　　表4-2和图4-3、图4-4反映了江苏省每千人口及每平方千米的医疗机构数、床位数的拥有量。因为江苏省的面积一直稳定保持在107 200平方千米，因此每平方千米的医疗机构数量与床位数量直接与这两者的总数呈正相关关系，医疗机构数量、床位数量越多，则每平方千米拥有量越大。但是每千人口医疗卫生物力资源拥有量不仅与物力资源总量相关，也与人口增长数量相关。

　　从表4-2和图4-3、图4-4可以看出，每千人口、每平方千米的医疗机构数量近几年上下波动，其中2017年下降幅度最大，分别为0.3990、0.2989；2018年迅速上升，均达到历史最高，分别为0.4130、0.3102。2014年到2018年，江苏省每千人口、每平方千米的床位拥有量呈平稳上升趋势，每千人口床位数由2014年的4.9283涨到2018年的6.1051张，增长了23.9%；每平方千米床位数也由2014年的3.6594张涨到2018年的4.5851张，增长了25.3%。2018年，

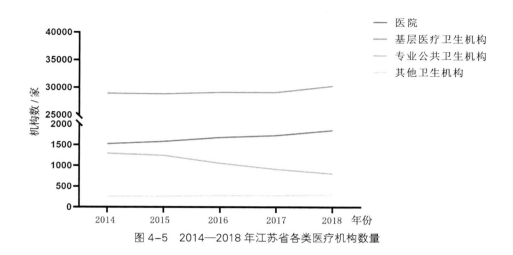

图 4-5 2014—2018 年江苏省各类医疗机构数量

江苏省每千人口床位数超过全国每千人口拥有 6.03 张的平均指标。

（3）医疗卫生物力资源分布情况

表 4-3 2014—2018 年江苏省各类医疗机构数量

年份	2014	2015	2016	2017	2018
医院（家）	1524	1581	1679	1727	1853
基层医疗卫生机构（家）	28921	28841	29116	29118	30274
专业公共卫生机构（家）	1295	1244	1059	911	808
其他卫生机构（家）	260	259	281	281	298
总计（家）	32000	31925	32135	32037	33233

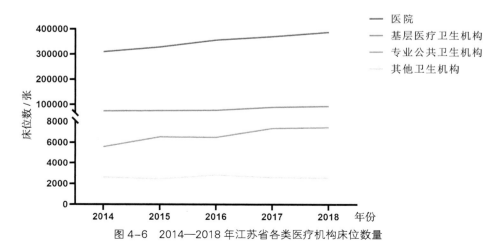

图 4-6 2014—2018 年江苏省各类医疗机构床位数量

　　表 4-3 及图 4-5 反映了江苏省内各类医疗机构的数量及增长趋势，其中医院数量一直在稳定增长中，且增速是所有医疗机构中最快的。2018 年医院数量较 2017 年增长了 7.30%，达到 1853 家；基层医疗机构是各类医疗机构中数量最多的，2017 年前总数量稳定在 29 000 左右，2018 年增速加快，达到 3.97%，共增加了 1156 家，占医疗机构总数的 91.1%；专业公共卫生机构主要包括疾控中心、妇幼保健院、卫生监督所及计划生育机构等，自 2015 年专业公共卫生机构数量逐渐减少，主要原因是国家开放二胎政策，计划生育机构数量减少；其他卫生机构数量基本平稳。

表 4-4　2014—2018 年江苏省各类医疗机构床位数量

年份	2014	2015	2016	2017	2018
医院（张）	309301	328500	356228	370291	387981
基层医疗卫生机构（张）	74803	76133	77546	89560	93539
专业公共卫生机构（张）	5592	6530	6495	7357	7450
其他卫生机构（张）	2617	2449	2831	2597	2552
总计	392313	413612	443100	469805	491522

　　表 4-4 及图 4-6 反映了江苏省各类医疗机构拥有的床位数量。全省大多数的床位位于各级医院，2014—2018 年医院床位总数量稳步上升，到 2018 年各级医院总床位数达到 387981 张，占全省床位数的 78.93%，与 2017 年相比增长了17 690 张，增长率为 4.62%。基层医疗卫生机构的床位数也逐渐上涨，2018 年基层医疗机构床位数达到 93 539 张，占全省床位数的 19.03%，与 2017 年相比增长了 3979 张，增长率为 4.44%；专业公共卫生机构床位数量波动上涨，其他卫生机构床位数总体平稳。

2. 医疗卫生人力资源配置现状

（1）医疗卫生人力资源总量

　　医疗卫生人力资源主要包括执业医师、执业助理医师、药师、注册护士等在内的卫生技术人员，还包括其他相关的人员，如工勤技能人员、医疗技术人员、机构管理人员以及乡村诊所的医生和卫生员。近些年江苏省卫生工作人员总量呈稳步上升的趋势，2014—2018 年增加了 14 996 名，增长率为 25.4%。

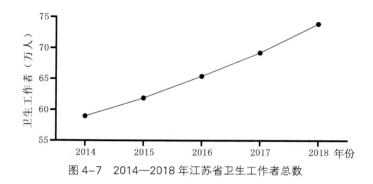

图 4-7　2014—2018 年江苏省卫生工作者总数

表 4-5　2014—2018 年江苏省各类机构卫生工作者数量

年份	2014	2015	2016	2017	2018
医院（人）	346630	371366	397939	417543	442590
基层医疗卫生机构（人）	200880	204340	212852	232850	253847
专业公共卫生机构（人）	36125	37295	36528	35849	35699
其他卫生机构（人）	5963	5944	6891	6552	7158
总计	589595	618945	654210	692794	739294

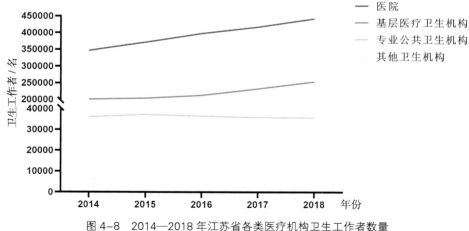

图 4-8　2014—2018 年江苏省各类医疗机构卫生工作者数量

　　由表 4-5 和图 4-7、图 4-8，从医疗机构分类来看，医院的卫生工作者人数一直保持着较快的增长速度，2017 年是近几年中增长速度最慢的，也达到了 4.92%，其余几年增长率均在 6% 以上，到 2018 年医院共有卫生工作人员 442 590 人，占比 59.87%。基层医疗机构卫生工作者在 2016 年以前增速较慢，

2017 年后随着政府政策、资金对基层医疗机构的倾斜，改善了基层医疗机构工作人员的待遇及工作环境等原因，基层卫生工作者数量快速增加。2018 年基层医疗机构卫生工作者为 253 847 人，比 2017 年增加了 20 997 人，增长率达到 9.01%。专业公共卫生机构随着其医疗机构的减少，相关卫生工作者数量也逐渐减少，其他卫生机构卫生工作人员数量不多，总体趋势为在平稳中稍有上涨。

（2）每千人口、每平方千米卫生工作者数量

表 4-6　2014—2018 年江苏省卫生工作者数量

卫生工作者　　年份 分项	2014	2015	2016	2017	2018
/1000 人	7.4070	7.7601	8.1786	8.6286	9.1826
/平方千米	5.5000	5.7737	6.1027	6.4626	6.8964
总计（人）	589598	618945	654210	692794	739294

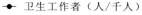
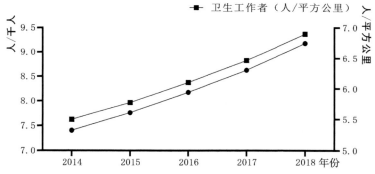

图 4-9　2014—2018 年江苏省每千人口、每平方千米卫生工作者数量

表 4-6 及图 4-9 反映了江苏省每千人口、每平方千米卫生工作者数量，每千人口卫生工作者数量及每平方千米卫生工作者数量均呈稳步上涨趋势，二者增长趋势相一致，到 2018 年，江苏省每千人口拥有的卫生工作者数量达到 9.1826 人，每平方千米有 6.8964 名卫生工作人员。

（3）每千人口医师、护士数量及比例

从图 4-10 可以看出，2014—2018 年江苏省每千人口执业（助理）医师和注册护士的数量在逐渐增加，到 2018 年平均每千人口的执业（助理）医师已经有 2.9 人，每千人口注册护士也增长到 3.23 人，医师与注册护士的比例为 1 ： 1.114。

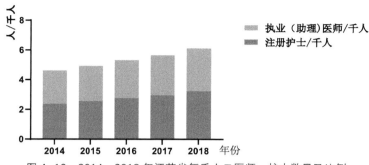

图 4-10 2014—2018 年江苏省每千人口医师、护士数量及比例

3. 医疗卫生财力资源配置现状

针对江苏省医疗卫生财力资源配置的情况，主要选取政府医疗财政补助收入及医疗机构总支出费这两方面进行分析。

（1）医疗卫生财政补助收入

2014—2018 年政府对医疗费用的财政补助总额持续增加，到 2018 年补助总额达到 373 亿元，较 2014 年增加了 171 亿元，增长了 83.5%（图 4-11）。财政补助收入的不断增加与持续上涨的趋势反映出江苏省政府部门对医疗卫生事业发展的重视。

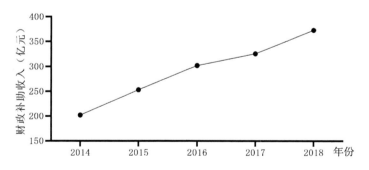

图 4-11 2014—2018 年江苏省医疗卫生财政补助收入

从江苏省各市医疗卫生财政补助收入的图 4-12 中可以看出，南京市、苏州市财政补助总额明显高于省内其他城市和全省平均线；宿迁市和盐城市的政府补助费用则是江苏省 13 个市中最低的两个市。各市的医疗补助费用基本都呈持续上升的趋势，其中南京市和无锡市增长速度最快。各市的医疗财政补助费用高低和增长速度主要跟各市经济发展情况及当地的医疗需求高低有关。

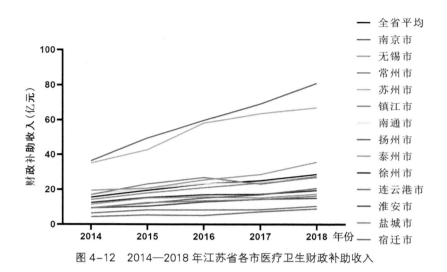

图 4-12 2014—2018 年江苏省各市医疗卫生财政补助收入

（2）医疗卫生机构总支出费用

医疗卫生机构的支出包括医疗业务成本、医疗及公共卫生支出、事业支出等与医疗服务直接相关的支出，还包括医疗机构的管理费用、人员薪酬以及财政项目补助支出。财政项目补助支出主要包括医疗机构的基础设施建设、设备的采购以及教学的发展等。医疗机构的总支出可以直接反映出医疗机构的运行、发展情况以及为群众提供医疗服务的能力。

江苏省医疗机构的总支出费用呈迅速增长的趋势（图 4-13），2014 年总支出为 1911 亿元，到 2018 年增长到 2985 亿元，5 年内增长了 1074 亿元，增长率达到 56.2%。这些数据反映出近 5 年内江苏省医疗机构迅速发展，全省医疗服务整体能力快速提高。

从 2014—2018 年江苏省各市的医疗机构总支出费用可以看出各市的总支出

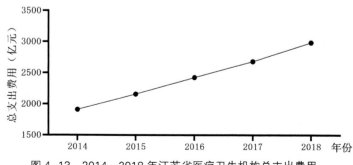

图 4-13 2014—2018 年江苏省医疗卫生机构总支出费用

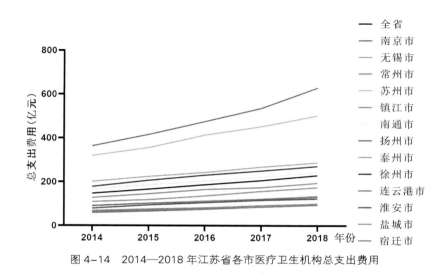

图 4-14   2014—2018 年江苏省各市医疗卫生机构总支出费用

费用均呈上升趋势（图 4-14）。南京市和苏州市在江苏省所有的地级市中总是支出费用最高，增长幅度也是最大的，2014—2018 年南京市医疗机构总支出费用增加了 267 亿元，苏州市医疗机构总支出费用增加了 184 亿元，增长率分别为173.6%、157.7%。宿迁市、连云港市及镇江市是所有市中医疗总支出费用最低的三个城市，且增长速度相对缓慢，到 2018 年总支出费用均在 100 亿以下。

4. 基层首诊及双向转诊实施情况

基层首诊是指居民患病后首先到基层医疗机构就诊；双向转诊是根据患者的病情需要在上下级医疗机构间、专科医院间、或专科医院与综合性医院间进行转院诊治。针对江苏省基层首诊及双向转诊的实施情况，分别选取了门诊各类医疗机构的总诊疗人数及所占比例、江苏省医院与基层医疗机构间住院患者转诊率进行分析。

表 4-7   2014—2018 年江苏省各类医疗机构门诊总诊疗量及所占比例

年份	医院		基层医疗卫生机构		其他机构	
	总诊疗人数（万）	百分比	总诊疗人数（万）	百分比	总诊疗人数（万）	百分比
2014	23003	43.67%	28456	54.03%	1210	2.30%
2015	24122	44.16%	29202	53.46%	1305	2.38%
2016	24755	44.83%	29116	52.73%	1345	2.44%
2017	25717	44.00%	31338	53.62%	1382	2.38%
2018	26426	44.46%	31644	53.23%	1373	2.31%

2014—2018 年江苏省医院及基层医疗机构的总诊疗人数都在逐年增加，到 2018 年分别达到了 26 426 万人、31 644 人，增长率分别为 114.9% 及 111.2%。但从医院诊疗人数及基层医卫生疗机构诊疗人数所占的比例上来看，医院呈波动上涨，基层医疗卫生机构呈波动下降。2018 年医院所占比例为 44.46%，高于 2014 年的 43.67%，其中 2016 年医院诊疗人数占比最高；基层医疗机构 2018 年诊疗人数占比 53.23%，低于 2014 年的 54.03%，其中 2016 年降至最低的 52.73%，远低于 60% 的以上的标准（表 4-7）。

从图 4-15 可以看出，住院患者医院向基层医疗机构的转诊率逐年上升，2014 年为 0.48%，2018 年增长至 1.39%，且 2017 年以来增长速度明显加快。基层医疗机构向医院转诊住院患者的比例稍有上涨，从 2014 年的 0.17% 涨至 2018 年的 0.24%，整体涨幅较小。总体来说，上下级医院对住院患者的转诊率不高，上下级医院的协作有待进一步提高。

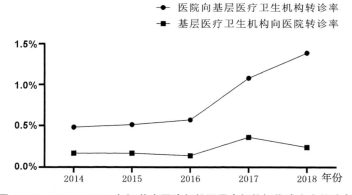

图 4-15　2014—2018 年江苏省医院与基层医疗机构间住院患者转诊率

5. 小结

（1）物力资源配置现状

从整体上来看，江苏省物力资源总量呈上升趋势，其中床位数量平稳上升，共增加 99229 张，增长率为 25.3%；医疗机构数量上涨了 1233 个，增长了 3.85%；从每千人口和每平方千米的物力资源配置来看，床位数均保持平稳上涨，医疗机构数在 2007 年有所下降，分析其原因主要有两个方面，一是 2017 年江苏省医疗机构总数量下降了 98 个；二是 2017 年全省人口总量增长速度加快，全年增加了 30 万人口，但随着 2018 年全省医疗机构数量的大量增加，每千人口、每平方千米的拥有量也迅速上升。从各级医疗机构的分配来看，基层医疗机构占医疗机构总数的比例超过 90%，但绝大多数的床位在医院，且江苏省医院的数量及其拥有的床位数量增速最快，均远超基层医疗机构，说明尽管江苏省近些年出台了一系列基层医疗机构的扶持政策，但仍然存在大医院加速扩张的趋势。

（2）人力资源配置现状

从整体来看，江苏省卫生工作者人数稳定增长中，共增加 149 696 名，增长率为 25.4%。从每千人口和每平方千米拥有的卫生工作者来看，卫生工作者也保持着较快的增长速度。从各级医疗机构分配来看，有 60% 左右的卫生工作者集中在医院，基层医疗机构仅有 34% 左右的卫生工作人员，且医院的卫生人员数量保持着稳定快速的增长，反观基层医疗机构前期增长缓慢，2017 年后随着政府政策、资金对基层医疗机构的倾斜，改善了基层医疗机构工作人员的待遇及工作环境等原因，基层卫生工作者数量明显增加。从医护比例来看，2018 年江苏省医护比例为 1∶1.114，低于国家 1∶1.151 的平均水平，也远远低于 1∶1.2 的国际标准。

（3）财力资源配置现状

从整体来看，政府财政补助收入和医疗卫生机构总支出费用均表现为快速上升的趋势，其中政府财政补助收入增加了 171 亿元，增长率为 83.5%；医疗机构总支出费用 5 年内增长了 1074 亿元，增长率达到 56.2%。说明近些年政府对医疗卫生事业发展的重视和支持，医疗机构迅速发展，整体医疗费服务能力提高。从各市的具体情况分析，江苏省所辖 13 市的财政补助收入和医疗机构支出费用均有所上升，但南京市和苏州市的都远远高于省内平均线和其他城市，且增长速度较快，这主要与各市的经济发展情况以及当地的医疗需求有关。

（4）基层首诊和双向转诊

从医疗机构的门诊诊疗人数来看，医院和基层医疗卫生机构的诊疗人数均在增加。但从所占比例来看，医院诊疗人次数所占比例在增加而基层医疗卫生机构诊疗人次所占比例却在减少，这些数据说明在实施分级诊疗 5 年以来，江苏省仍然存在患者扎堆大医院的情况，未能根本改变诊疗格局。从住院患者转诊率来看，虽然近两年医院向基层医疗机构转诊的住院患者率上升，但目前医院和基层医疗卫生机构的双向转诊率都低于 1.5%，说明上下级医疗机构的双向转诊率不高，缺乏有效协作，这不利于医疗资源的有效利用。

4.3.2　医疗资源配置公平性分析

对江苏省医疗卫生资源公平性的研究将从按人口配置及地理配置两方面进行，研究内容主要包括两部分，一是基础资源的配置，主要指标为医疗机构、床位及医疗卫生工作者；二是财力资源的配置，包括财政补助收入及医疗总支出费用。

1. 医疗卫生基础资源配置的公平性

（1）按地域配置的医疗卫生基础资源公平性

图 4-16 反映出江苏省内医疗机构数、床位数、医疗卫生工作者按地域配置的基尼系数均有上升趋势，其中医疗机构及医疗卫生人员的基尼系数近两年增幅较大。从图中可以看出，卫生工作者和床位数的基尼系数均在 0.2 ～ 0.3 之间，机构数的基尼系数在 0.1 ～ 0.2 之间，表明江苏省卫生工作者及床位数的配置比较公平，医疗机构的配置绝对公平，从地理因素分析江苏省医疗配置的公平性机构数＞床位数＞卫生工作者数，卫生工作者公平性最差且有继续降低的趋势。

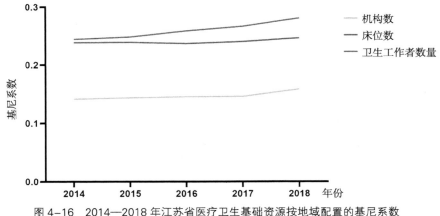

图 4-16　2014—2018 年江苏省医疗卫生基础资源按地域配置的基尼系数

从图 4-17 中可以看出，2014 年—2018 年机构数的洛兹曲线距离绝对平均线最近，卫生工作者的曲线距离绝对平均线最远，按地理配置的公平性与基尼系数图相一致：医疗机构＞床位＞卫生工作者。以上洛兹曲线图反映出机构数及床位数近 5 年来公平性变化不大，但卫生工作者的曲线距离绝对平均线有逐渐加大的趋势，公平性有逐渐降低的趋势。

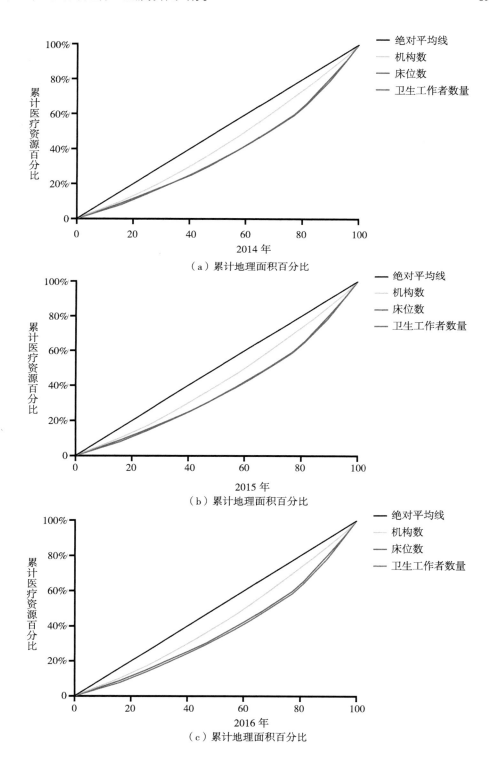

（a）累计地理面积百分比

（b）累计地理面积百分比

（c）累计地理面积百分比

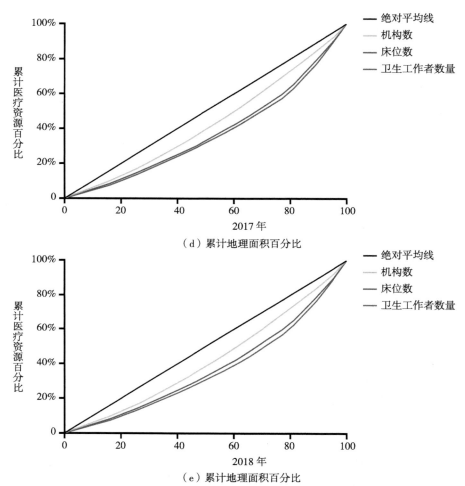

图 4-17　2014—2018 年江苏省医疗卫生基础资源按地域配置的洛兹曲线图

表 4-8　江苏省医疗卫生基础资源按地域配置的泰尔指数及贡献率

年份	泰尔指数			组内贡献率			组间贡献率		
	机构数	床位数	卫生工作者	机构数	床位数	卫生工作者	机构数	床位数	卫生工作者
2014	0.0141	0.0388	0.0409	86.74%	23.55%	24.64%	13.26%	76.45%	75.36%
2015	0.0144	0.0390	0.0423	85.12%	23.40%	25.24%	14.88%	76.60%	74.76%
2016	0.0149	0.0383	0.0460	81.46%	27.18%	27.33%	18.54%	72.82%	72.67%
2017	0.0152	0.0393	0.0491	79.41%	28.79%	24.50%	20.59%	71.21%	79.41%
2018	0.0176	0.0414	0.0541	71.96%	31.83%	28.14%	28.04%	68.17%	71.96%

利用泰尔指数进一步分析江苏省医疗资源按地域配置的不公平性，从表 4-8 可以看出，2014—2018 年卫生工作者的泰尔指数一直是最高的，机构数的泰尔指数一直是最低的。与前文基尼系数和洛兹曲线的结果相符合，说明江苏省基础医疗资源按地域配置中卫生机构的公平性最好，卫生工作者的公平性最差。从组内和组间贡献率来看，江苏省基础医疗资源中江苏省医疗机构数的组内贡献率最高，在 71.96% ~ 86.74% 之间，床位数和卫生工作者均为组间贡献率高，分别在 68.17% ~ 76.60% 和 71.96% ~ 79.41% 之间，说明江苏省医疗机构的不公平性主要在区域内部，而床位数和卫生工作者的不公平性主要是区域间存在差异。

表 4-9　苏南、苏中、苏北地区对医疗卫生基础资源按地域配置差异的贡献率

年份	机构数			床位数			卫生工作者数量		
	苏南	苏中	苏北	苏南	苏中	苏北	苏南	苏中	苏北
2014	18.97%	2.87%	78.16%	25.02%	2.45%	72.53%	25.51%	1.08%	73.42%
2015	20.58%	2.57%	76.84%	30.03%	3.13%	66.84%	25.86%	1.19%	72.94%
2016	19.61%	2.66%	77.73%	31.14%	4.02%	64.84%	24.81%	1.58%	73.61%
2017	19.31%	3.30%	77.39%	30.79%	4.27%	64.94%	28.03%	1.68%	70.29%
2018	21.86%	2.57%	75.57%	30.14%	4.97%	64.90%	25.51%	1.73%	72.76%

进一步对江苏省进行苏南、苏中、苏北区域内部分解分析（表 4-9），发现苏北地区的区域内部差异对江苏省医疗卫生基础资源配置的差异贡献率最大，其中对医疗机构的配置的差异贡献率最高，在 75% 以上，对床位数和卫生工作者配置的差异贡献率也分别达到了 64% 和 71% 以上，说明江苏省医疗卫生基础资源按地域分配的不公平性主要来自苏北地区。但从表 4-9 可以看出，对江苏省医疗机构、床位以及卫生工作者按地域分配的差异贡献率，苏北地区有降低的趋势，但苏南及苏中地区有上升的趋势。

为进一步解江苏省各地区医疗卫生基础资源配置的公平性，对苏南、苏中、苏北的机构数、床位数、卫生工作者按地域配置的泰尔指数进行全面计算。从表 4-10 中可以看出，医疗机构、床位数以及卫生工作者的泰尔指数，苏北地区都最高，表明苏北地区各项医疗卫生基础资源按地理配置的公平性最差；而苏中地区医疗机构、床位数以及卫生工作者的泰尔指数都最低，表明苏中地区各项基础资源按地理配置的公平性最好；值得注意的是，苏南的医疗机构数、床

表 4-10　苏南、苏中、苏北地区医疗卫生基础资源按地域配置的泰尔指数

年份	机构数			床位数			卫生工作者数量		
	苏南	苏中	苏北	苏南	苏中	苏北	苏南	苏中	苏北
2014	0.0088%	0.0016%	0.0185%	0.0086%	0.0010%	0.0128%	0.0097%	0.0005%	0.0143%
2015	0.0095%	0.0015%	0.0182%	0.0103%	0.0013%	0.0118%	0.0104%	0.0006%	0.0150%
2016	0.0090%	0.0015%	0.0182%	0.0122%	0.0019%	0.0130%	0.0118%	0.0009%	0.0179%
2017	0.0088%	0.0018%	0.0180%	0.0131%	0.0022%	0.0142%	0.0127%	0.0009%	0.0163%
2018	0.0105%	0.0015%	0.0185%	0.0150%	0.0030%	0.0165%	0.0146%	0.0012%	0.0214%

位数、卫生工作者的泰尔指数逐年上升，2018 年苏南床位数的泰尔指数甚至要追平苏北。此外，苏中地区床位数和卫生工作者的泰尔指数也在不断上升，苏南、苏中、苏北地区都需要及时调整并把控好医疗卫生资源配置的公平性。

（2）按人口配置医疗卫生基础资源公平性

图 4-18 反映江苏省内医疗卫生基础资源按人口配置的公平性情况，其中医疗机构的基尼系数呈逐渐下降趋势，卫生工作者和床位的基尼系数近两年有上涨趋势。按人口配置的医疗资源公平性：床位＞卫生工作者＞医疗机构。医疗机构数、床位数及卫生工作者的基尼系数均在 0.15 以下，说明江苏省医疗卫生基础资源按人口配置的公平性较高，但要注意控制床位数尤其是卫生工作者按人口配置的公平性。

图 4-19 反映出江苏省按人口配置的医疗机构数、床位数及卫生工作者曲线都很靠近绝对平均线，与 2014 年相比，机构数曲线与平均线的距离缩短，说明

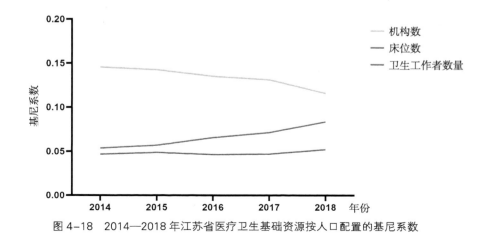

图 4-18　2014—2018 年江苏省医疗卫生基础资源按人口配置的基尼系数

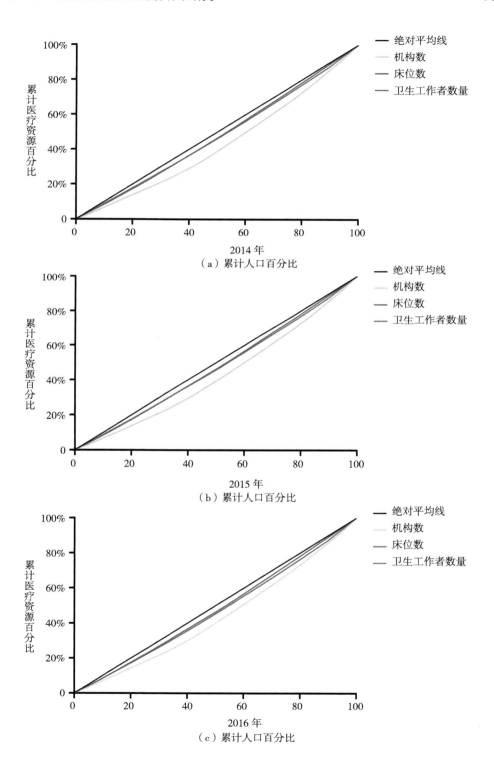

（a）累计人口百分比
2014 年

（b）累计人口百分比
2015 年

（c）累计人口百分比
2016 年

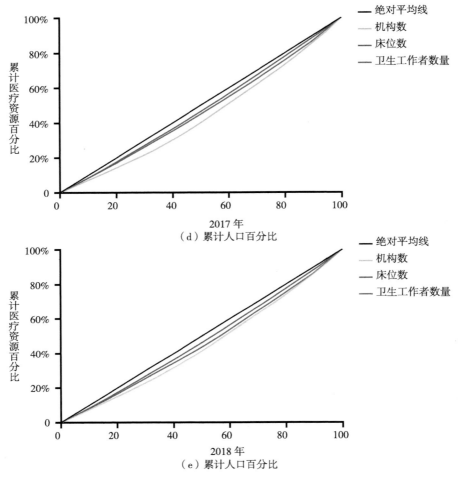

图 4-19 2014—2018 年江苏省医疗卫生基础资源按人口配置的洛兹曲线图

江苏省医疗卫生基础资源按人口配置的公平性很高，尤其是医疗机构数公平性在逐渐升高。

表 4-11 江苏省医疗卫生基础资源按人口配置的泰尔指数及贡献率

年份	泰尔指数			组内贡献率			组间贡献率		
	机构数	床位数	卫生工作者	机构数	床位数	卫生工作者	机构数	床位数	卫生工作者
2014	0.0149	0.0016	0.0021	10.60%	71.51%	60.71%	89.40%	28.49%	39.29%
2015	0.0140	0.0017	0.0023	11.96%	61.83%	54.48%	88.04%	38.17%	45.52%
2016	0.0126	0.0016	0.0030	12.93%	66.73%	56.93%	87.07%	33.27%	43.07%
2017	0.0120	0.0016	0.0035	14.50%	77.87%	44.03%	85.50%	12.13%	55.97%
2018	0.0092	0.0019	0.0049	16.61%	86.81%	50.34%	83.39%	13.19%	49.66%

利用泰尔指数进一步分析，从表 4-11 可以看出，机构数的泰尔指数一直是最高的，而床位数的泰尔指数一直是最低的，这与基尼系数和洛兹曲线结果相符合，说明江苏省按人口配置的机构数公平性最差、床位数公平性最好。从贡献率来看，床位数的组内贡献率最高，在 61.83% ～ 86.81% 之间，医疗卫生机构数组间贡献率高，在 83.39% ～ 89.40% 之间，说明江苏省床位数的不公平性主要在区域内部，而医疗机构数的不公平性主要是区域间存在差异。

表 4-12　苏南、苏中、苏北地区对按人口配置的医疗卫生基础资源差异的贡献率

年份	机构数			床位数			卫生工作者数量		
	苏南	苏中	苏北	苏南	苏中	苏北	苏南	苏中	苏北
2014	36.36%	6.43%	57.21%	15.91%	5.73%	78.36%	63.90%	2.93%	33.17%
2015	44.64%	3.06%	52.31%	34.84%	6.64%	58.52%	62.57%	2.19%	35.25%
2016	41.92%	2.68%	55.40%	56.77%	16.36%	26.86%	60.42%	1.80%	37.78%
2017	43.16%	5.53%	51.31%	56.62%	15.86%	27.52%	70.21%	1.77%	28.01%
2018	38.60%	6.31%	55.09%	60.65%	13.90%	25.45%	58.00%	1.84%	40.16%

进一步对江苏省进行苏南、苏中、苏北区域内部分解分析（表 4-12），发现苏中地区的区域内部差异对江苏省医疗卫生基础资源配置的差异贡献率最小，苏北地区对医疗机构的配置的差异贡献率最高，在 51.31% ～ 57.21% 之间；苏南地区卫生工作者配置的差异贡献率最高，达到了 58% 以上。此外，苏南地区对床位数配置差异性的贡献率逐年升高，到 2018 年已经超过 60%。

表 4-13　苏南、苏中、苏北地区医疗卫生基础资源按人口配置的泰尔指数

年份	机构数			床位数			卫生工作者数量		
	苏南	苏中	苏北	苏南	苏中	苏北	苏南	苏中	苏北
2014	0.0014	0.0005	0.0024	0.0004	0.0003	0.0024	0.0019	0.0002	0.0011
2015	0.0018	0.0002	0.0023	0.0009	0.0003	0.0016	0.0018	0.0001	0.0011
2016	0.0016	0.0002	0.0024	0.0014	0.0008	0.0008	0.0025	0.0001	0.0017
2017	0.0018	0.0005	0.0024	0.0017	0.0010	0.0009	0.0026	0.0001	0.0012
2018	0.0014	0.0005	0.0022	0.0024	0.0011	0.0011	0.0034	0.0002	0.0026

　　为进一步解江苏省各地区医疗资源配置的公平性，对苏南、苏中、苏北的机构数、床位数、卫生工作者按地域配置的泰尔指数进行全面计算（表4-13），从表中可以看出机构数中苏北地区的值最高，床位数中苏南地区的值上升最快且目前最高，卫生工作者中也是苏南地区的值最高，说明苏北地区的医疗机构、苏南地区的床位数和卫生工作者按人口配置的公平性相对来说是最差的。在所有的医疗卫生基础资源配置中，苏中地区的泰尔指数都是最低的，说明苏中地区医疗卫生基础资源按人口配置的公平性是最高的。

　　（3）医疗卫生基础资源密度指数

　　从图4-20可以看出，苏南地区医疗机构的HRDI值最低，2018年快速上升，但仍低于全省平均水平。苏北地区医疗机构的HRDI值最高，但苏北和苏中2015—2017年的HRDI有所降低，2018年回升。苏南与苏北、苏中医疗机构HRDI值的差距逐渐在减小，2014—2018年江苏省医疗机构密度指数年均增长率为20.6%。

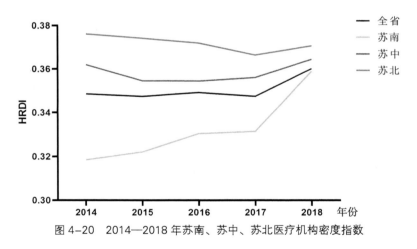

图4-20　2014—2018年苏南、苏中、苏北医疗机构密度指数

　　图4-21可以看出，江苏省全省、苏南、苏中、苏北地区的床位数HRDI值都在逐步升高。苏南地区的床位数HRDI远远高于苏北、苏中和全省平均水平。苏北地区床位数HRDI值是最低的。整体来看，江苏省省内各地区床位数HRDI增速较快，年均增长率都在24.9%左右。

　　图4-22可以看出，江苏省全省、苏南、苏中、苏北地区的卫生工作者HRDI值都在逐步升高。苏南地区的卫生工作者HRDI远远高于苏北、苏中地区和全省平均水平，且增长的幅度也是最大的，从2014年的0.858涨至2018年的

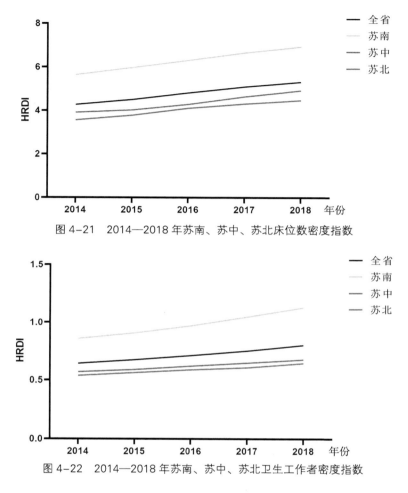

图 4-21　2014—2018 年苏南、苏中、苏北床位数密度指数

图 4-22　2014—2018 年苏南、苏中、苏北卫生工作者密度指数

1.127，年均增长率达到 26.3%；苏北和苏中地区卫生工作者 HRDI 值较低，且增长速度较慢，年均增长率在 23.8% 左右；全省卫生工作者密度指数年均增长率为 25.0%。

从图 4-23 可以看出，江苏省连云港市、徐州市和无锡市医疗机构 HRDI 是最高的 3 个城市，2018 年 HRDI 值均在 0.450 以上；而镇江市、常州市和盐城市的医疗机构 HRDI 目前是江苏省内最低的 3 个城市，2018 年 HRDI 值均在 0.308 以下。在所有的 13 个市中，与 2014 年相比，2018 年徐州市、连云港市、淮安市、盐城市、宿迁市的医疗机构 HRDI 值在下降，其余 8 个城市 HRDI 值均表现为上升，下降的 5 个城市都属于苏北地区。

从图 4-24 可以看出江苏省 13 个市床位数 HRDI 值均表现为上升趋势。从

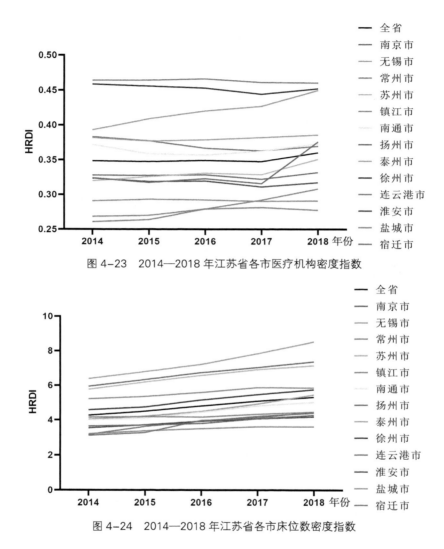

图 4-23 2014—2018 年江苏省各市医疗机构密度指数

图 4-24 2014—2018 年江苏省各市床位数密度指数

2018 年各市的 HRDI 值来看，目前无锡市床位数 HRDI 为 8.516，是 13 个市中最高的，且增长率同为最高，与 2014 年相比增长了 33.5%；盐城市是所有市中床位数 HRDI 最低的，仅为 3.612，且增速也较慢，与 2014 年相比仅增长了 13.2%。床位数 HRDI 排在前面的 4 个城市分别是无锡市、南京市、苏州市和常州市，均位于苏南地区。

从图 4-25 可以看出，江苏省 13 个市卫生工作者 HRDI 值均表现为上升的趋势。从各市的 HRDI 值来看，目前南京市 HRDI 最高，2018 年达到 1.391，且增长率也是最高的，与 2014 年相比增长了 35.7%；盐城市是所有市中卫生工作

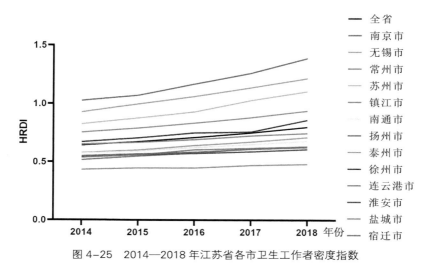

图 4-25　2014—2018 年江苏省各市卫生工作者密度指数

者 HRDI 最低的，仅为 0.482，远低于其他城市，且盐城市 HRDI 增长率也是最低的，与 2014 年相比仅增长了 11.5%。整体来看，卫生工作者 HRDI 排名靠前的 4 个城市都位于苏南地区，分别是南京市、无锡市、苏州市和常州市。

2. 医疗卫生财力资源配置的公平性

（1）按地域配置的医疗卫生财力资源公平性

从图 4-26 中可以看出，医疗卫生财政补助收入的基尼系数在 2014—2016 年快速升高至 0.4266，之后稍有下降，但仍在 0.42 以上，说明与 2014 年相比，2018 年江苏省医疗卫生财政补助收入按地域配置的公平性下降，相对不公平。从图 4-26 中还可以看出，总支出费用的基尼系数 2017 年前基本保持平稳，

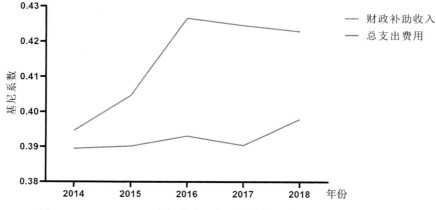

图 4-26　2014—2018 年江苏省医疗卫生财力资源按地域配置的基尼系数

2018 年上升至 0.398，说明 2018 年江苏省医疗卫生总支出费用按地域配置的公平性降低，在相对公平与不公平的边缘。总体上，江苏省医疗卫生财力资源按地域分配相对不公平，总支出费用按地域配置的公平性稍高于财政补助收入的公平性。

　　从 2014—2018 年的洛兹曲线图（图 4-27）中可以看出，总支出费用更接近绝对平均线，说明卫生总支出费用按地域分配的公平性更高。总体上来看，财政补助收入和总支出费用距离绝对平均线距离有越来越远的趋势，说明近几年来江苏省医疗卫生财力资源按地域配置的公平性变差。

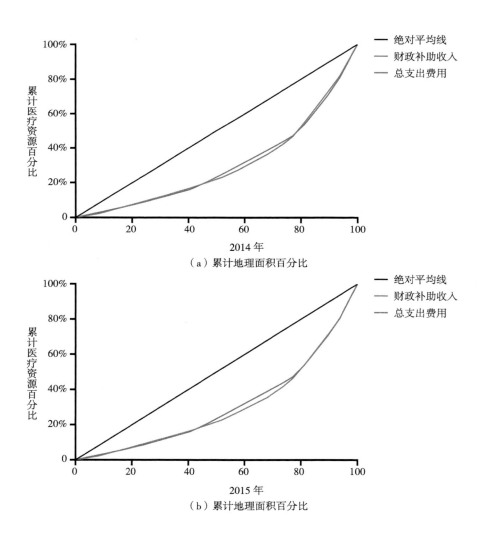

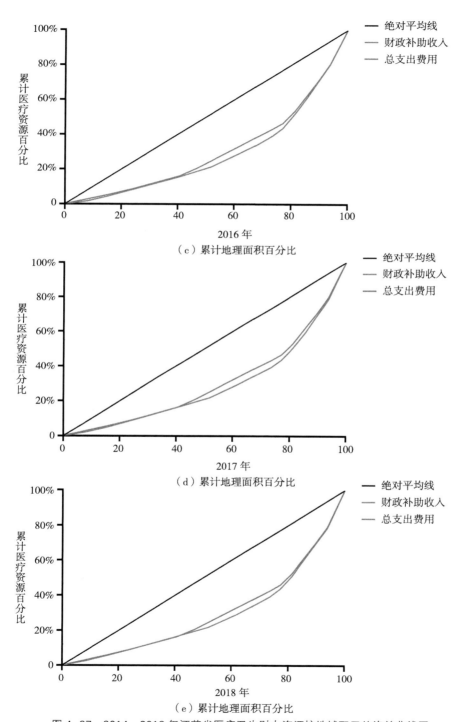

图 4-27 2014—2018 年江苏省医疗卫生财力资源按地域配置的洛兹曲线图

表 4-14　江苏省医疗卫生财力资源按地域配置的泰尔指数及贡献率

年份	泰尔指数		组内贡献率		组间贡献率	
	财政补助收入	总支出费用	财政补助收入	总支出费用	财政补助收入	总支出费用
2014	0.1131	0.1095	7.96%	17.97%	92.04%	82.03%
2015	0.1185	0.1102	8.31%	19.60%	91.69%	80.40%
2016	0.1351	0.1116	9.32%	19.14%	90.68%	80.86%
2017	0.1301	0.1093	7.66%	18.15%	92.34%	81.85%
2018	0.1289	0.1137	7.05%	17.84%	92.95%	82.16%

　　利用泰尔指数对江苏省医疗卫生财力资源按地域配置的不公平性进一步分析可以看出（表 4-14），组间贡献率远远大于组内贡献率，财政补助的组间贡献率在 90% 以上，总支出费用的组间贡献率在 80% 以上，说明江苏省财力资源按地理配置的不公平性主要来自区域间差异。

表 4-15　苏南、苏中、苏北地区对医疗卫生财力资源按地域配置差异的贡献率

年份	财政补助收入			总支出费用		
	苏南	苏中	苏北	苏南	苏中	苏北
2014	35.71%	7.55%	56.74%	32.97%	0.75%	66.28%
2015	39.10%	9.70%	51.20%	31.54%	0.79%	67.68%
2016	35.26%	2.79%	61.95%	33.67%	1.23%	65.10%
2017	59.45%	1.97%	38.58%	37.94%	0.88%	61.19%
2018	66.67%	4.82%	28.51%	41.70%	1.26%	57.04%

　　从表 4-15 可以看出，苏中地区对财政补助收入和总支出费用配置差异的贡献率都是最低的。财政补助收入配置差异贡献率最高的地区近 5 年已经从苏北地区转变成苏南地区，总支出费用配置差异贡献率目前最高的是苏北地区，但 2014—2018 年苏北地区贡献率在逐渐降低，苏南地区的贡献率在逐渐上升。

表 4-16　苏南、苏中、苏北地区医疗卫生财力资源按地域配置的泰尔指数

年份	财政补助收入			总支出费用		
	苏南	苏中	苏北	苏南	苏中	苏北
2014	0.0121	0.0031	0.0099	0.0245	0.0007	0.0252
2015	0.0145	0.0044	0.0097	0.0257	0.0008	0.0282
2016	0.0167	0.0016	0.0151	0.0271	0.0012	0.0268
2017	0.0223	0.0009	0.0074	0.0284	0.0008	0.0234
2018	0.0228	0.0020	0.0050	0.0319	0.0012	0.0223

为进一步解江苏省各地区医疗卫生财力资源配置的公平性，对苏南、苏中、苏北地区的财政补助收入、总支出费用按地域配置的泰尔指数进行全面计算，从表 4-16 中可以看出，2014—2018 年苏南地区的财政补助收入、总支出费用的泰尔指数逐渐升高，且目前均为各地区最高，说明苏南地区的医疗卫生财力资源配置的公平性是最差的。苏中地区的财政补助收入和总支出费用的泰尔指数均是最低的，说明苏中地区的医疗卫生财力资源配置的公平性是最好的。

（3）按人口配置的医疗卫生财力资源公平性

从图 4-28 中可以看出，财政补助收入的基尼系数值在 2014—2016 年快速上升，达到 0.258，2106 年后基本稳定在 0.26 左右；总支出费用在波动中上涨，2018 年增长速度最快，基尼系数达到 0.216，说明江苏省医疗卫生财力资源按人口配置的公平性变差。整体来看，财政补助收入的基尼系数高于总支出费用，但两者基尼系数的值均在 0.2～0.3 之间，说明江苏省卫生财力资源按人口配置比较公平，总支出费用的公平性高于财政补助。

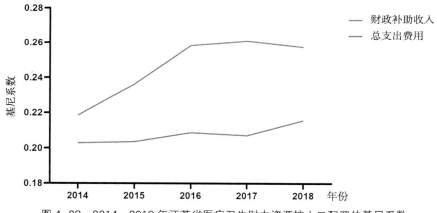

图 4-28 2014—2018 年江苏省医疗卫生财力资源按人口配置的基尼系数

从图 4-29 可以看出，与财政补助收入相比，总支出费用的曲线更靠近绝对平均线，且 2014-2018 年财政补助收入和总支出费用距离对平均线的距离增大，说明近 5 年来江苏省按人口配置的财政补助收入和总支出费用的公平性变差，其中医疗财政收入的公平性更差。

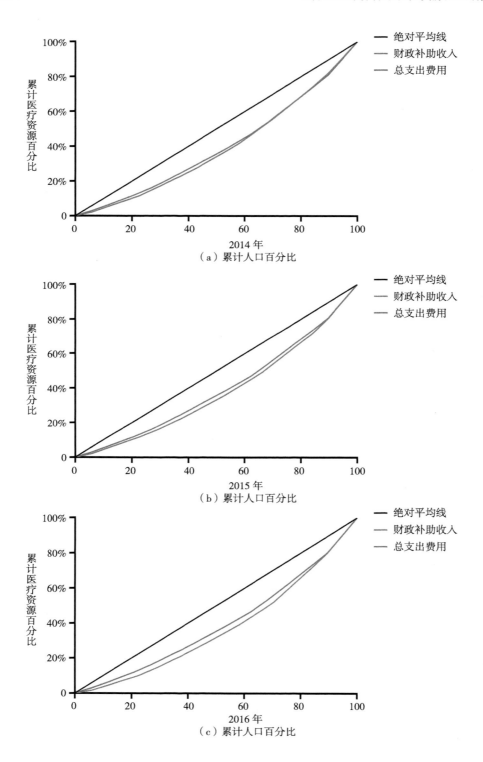

（a）累计人口百分比
2014 年

（b）累计人口百分比
2015 年

（c）累计人口百分比
2016 年

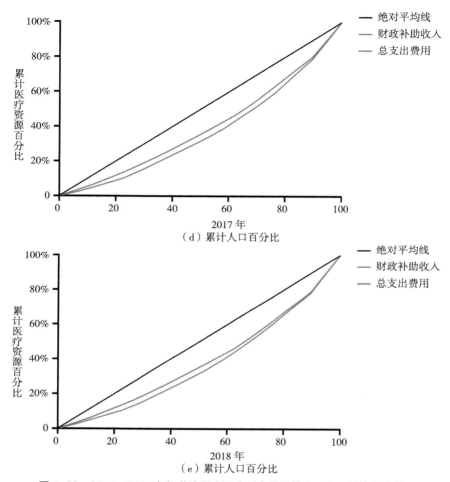

图 4-29　2014—2018 年江苏省医疗卫生财力资源按人口配置的洛兹曲线图

表 4-17　江苏省医疗卫生财力资源按人口配置的泰尔指数及贡献率

年份	泰尔指数		组内贡献率		组间贡献率	
	财政补助收入	总支出费用	财政补助收入	总支出费用	财政补助收入	总支出费用
2014	0.0354	0.0285	78.87%	73.98%	21.13%	26.02%
2015	0.0402	0.0289	75.53%	71.09%	24.47%	28.91%
2016	0.0507	0.0301	74.86%	71.49%	25.14%	28.51%
2017	0.0492	0.0296	74.88%	71.71%	25.12%	28.29%
2018	0.0476	0.0322	76.15%	71.16%	23.85%	28.84%

从表4-17可以看出，财政补助收入泰尔指数高于总支出费用，说明江苏省财政补助收入按人口配置公平性更差。而无论是财政补助收入还是总支出费用的差异贡献率，组内贡献率均为最高，由此可见造成财力资源配置的不公平主要原因是区域内部存在差异。

表4-18 苏南、苏中、苏北地区对医疗卫生财力资源按人口配置差异的贡献率

年份	财政补助收入			总支出费用		
	苏南	苏中	苏北	苏南	苏中	苏北
2014	28.43%	2.41%	69.17%	57.48%	3.36%	39.16%
2015	46.59%	2.56%	50.85%	55.77%	2.51%	41.72%
2016	33.29%	0.26%	66.45%	59.08%	2.87%	38.05%
2017	43.49%	1.38%	55.13%	65.51%	2.52%	31.97%
2018	44.86%	3.55%	51.59%	72.12%	2.41%	25.47%

对区域内部的医疗卫生财力资源配置差异的贡献率进行分解分析（表4-18），发现苏北地区的财政补助收入和苏南地区的总支出费用的差异贡献率是最高的，而苏中地区的财政补助收入和总支出费用的差异贡献率都是最低的。

表4-19 苏南、苏中、苏北地区医疗卫生财力资源按人口配置的泰尔指数

年份	财政补助收入			总支出费用		
	苏南	苏中	苏北	苏南	苏中	苏北
2014	0.0051	0.0009	0.0137	0.0102	0.0012	0.0077
2015	0.0110	0.0012	0.0133	0.0112	0.0010	0.0092
2016	0.0102	0.0002	0.0224	0.0122	0.0012	0.0086
2017	0.0129	0.0008	0.0180	0.0132	0.0010	0.0071
2018	0.0122	0.0020	0.0155	0.0160	0.0011	0.0063

从表4-19中可以看出，苏北地区的财政补助收入和苏南地区的总支出费用分别是这两类财力资源中泰尔指数最高的，苏中地区的财政补助收入和总支出费用都是最低的。苏南、苏中、苏北三个地区财政补助收入的泰尔指数均呈上升趋势。总支出费用的泰尔指数中苏南呈上升趋势，苏中和苏北则有下降趋势。

说明苏南地区财力资源配置的不公平性在上升，且总支出费用配置的公平性是全省最差的；苏北地区的财政补助收入配置的公平性是全省最差的，苏中地区的财力资源配置公平性最高。

（2）医疗卫生财力资源密度指数

从图 4–30 可以看出，江苏省全省及省内各地区财政补助收入 HRDI 值均呈上升趋势。苏南地区的财政补助收入 HRDI 值最高且增长速度最快，到 2018 年 HRDI 值达到 73.77，与 2014 年相比，增长了 92.3%。从图 4–30 中还可以看出，苏南地区 HRDI 值无论是其数值还是增长速度都远超江苏省平均水平和省内其他地区；而苏北地区的财政补助收入 HRDI 值最低，到 2018 年仅有 19.94，仅为苏南地区的 27.2%。说明江苏省内各地区卫生财政收入密度指数不断升高，但省内各地区间存在较大差异，且差异有扩大的趋势。

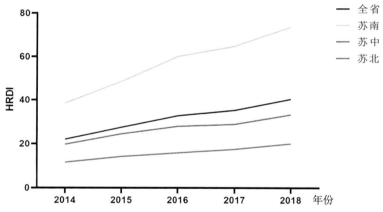

图 4–30　2014—2018 年苏南、苏中、苏北医疗卫生财政补助收入密度指数

对江苏省各地区共 13 个市进行进一步分析，从图 4–31 中可以看出，近 5 年来江苏省所有 13 个市的财政补助收入 HRDI 值均在上升，不过各市之间存在差异。苏南地区的 5 个城市 HRDI 值均排名前列，其中的南京市的 HRDI 值最高且增速远远高于其他省内城市，2014—2018 年年均增长率达到 43.9%。苏北的 5 个城市 HRDI 值排名靠后，且各市增速相对较慢；常州市是唯一一个 HRDI 值存在波动起伏的城市，2017 年 HRDI 值大幅度降低后 2018 年恢复。说明江苏省内各市间财政补助收入存在差异。

从图 4–32 可以看出，江苏省医疗卫生总支出费用密度指数与财政补助收入密度指数反映的情况相一致，全省各地区医疗卫生总支出费用 HRDI 值均呈上

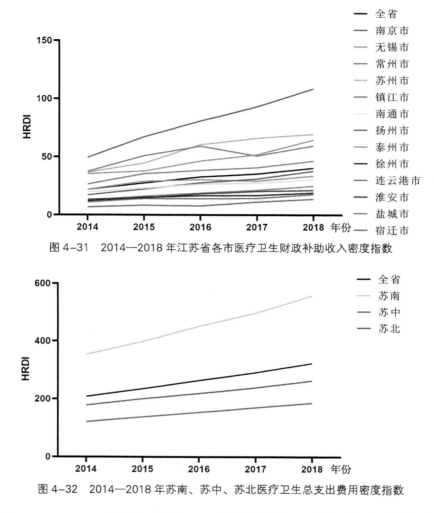

图4-31 2014—2018年江苏省各市医疗卫生财政补助收入密度指数

图4-32 2014—2018年苏南、苏中、苏北医疗卫生总支出费用密度指数

升趋势。2014—2018年苏南地区HRDI值远远领先于全省平均水平和省内其他地区，且增长速度也是最快的，2014—2018年年均增长率达到31.6%；苏北地区的HRDI值是最低的，到2018年仅为185.8；苏中地区HRDI值增长速度是最慢的，2014—2018年年均增长率仅有29.5%。说明江苏省内各地区医疗卫生总支出费用密度指数不断升高，但省内各地区间存在较大差异。

对江苏省各地区的共13个市进行进一步分析（图4-33），从图中可以看出，江苏省各市医疗卫生总支出费用HRDI值均呈上升趋势，但各市之间存在较大的差异。苏南地区5个城市分别位列1—5名，除了镇江市外，南京市、无锡市、苏州市、常州市这4个城市HRDI值均远超全省平均线，南京市更是遥遥领先，

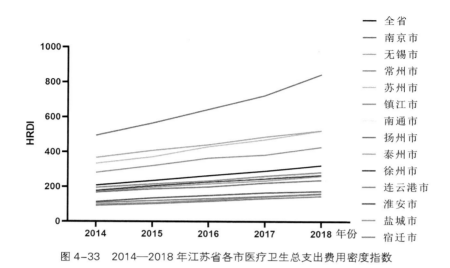

图 4-33　2014—2018 年江苏省各市医疗卫生总支出费用密度指数

且增速也是 13 个市中最快的。而苏北地区的淮安市、盐城市、宿迁市则位居最后 3 名。说明江苏省各市之间医疗卫生总支出费用 HRDI 值存在较大差异。

3．小结

（1）医疗卫生基础资源配置的公平性

江苏省医疗卫生基础资源的配置整体上是公平的，按地域配置的公平性机构数＞床位数＞卫生工作者，按人口配置的公平性床位＞卫生工作者＞医疗机构，整体上按人口配置的公平性高于按地域配置的公平性，主要原因一方面是政府出台的政策主要是满足人口的医疗需求，弱化了地域配置的需要；另一方面是江苏省地域间存在着经济发展的差距，对医疗资源的供给存在一定的影响。从江苏省各地区的情况来看，苏北地区的医疗资源配置公平性最差，但近些年有好转的趋势；苏中地区的公平性最高；苏南地区的公平性有逐渐降低的趋势。因此，苏南和苏北地区都要及时调整医疗资源的配置，重视公平性的提高。苏南、苏中、苏北的医疗卫生基础资源密度指数均表现为上升的趋势，其中苏北地区的医疗机构密度指数最高，苏南地区床位数和卫生工作者密度指数则遥遥领先于其他地区。从各个市的医疗卫生基础资源 HRDI 值来看，各市之间存在着较大的差异，这主要与各个地区的经济发展水平和医疗需求有关。

（2）财力资源配置的公平性

江苏省医疗卫生财力资源配置的公平性不高，按人口配置的公平性好于按地域配置的公平性，按地域分配相对不公平，按人口配置比较公平，总支出费用的公平性高于财政补助，总支出配置的公平性在上升，而财政补助配置的公平性近两年有所下降。江苏省医疗卫生财力资源配置的不公平主要是因为区域内部存在差异性，具体地区来看，苏北地区财政补助收入的公平性最差，苏南地区的总支出费用公平性最差，且苏南地区财力资源配置的不公平性在上升。从 HRDI 值来看，江苏省内各地区医疗卫生总支出费用密度指数不断升高，但省内各地区间存在较大差异，苏南地区各市财力资源 HRDI 值占据前几名，尤其是南京市的 HRDI 值和增长速度都远高于省内的平均水平和其他城市。反观苏北地区各市的 HRDI 值是最低的，财力资源相对短缺。

4.3.3　医疗卫生资源配置效率分析

运用数据包络分析（DEA）和 Malmquist 指数对江苏省的医疗卫生资源整体利用效率进行横向和纵向的分析，从而全面把握江苏省及其所辖各市医疗资源配置的效率，找出现存的问题并提出相应的解决方案。

1．指标选取

通过国内外相关文献进行检索后发现，目前针对医疗资源利用的效率研究主要选取的投入指标有医疗机构数、床位数、卫生工作者人数、医疗总支出费用、药品总支出费用和医疗财政补助收入等；主要选取的产出指标有门诊量、住院率、床位周转率、出院人数和医疗总收入等。考虑到投入和产出指标需要具备目的性、代表性、多样性、可比性以及关联性等要求，结合本书收集到的数据及前文的数据分析情况，对相关指标进行筛选后共设置了5个投入指标和3个产出指标（表4-20）。

表 4-20　江苏省资源配置效率研究 DEA 分析投入—产出指标表

指标类别	指标项	指标说明
投入指标	机构数	地区每千人口拥有的医疗机构数量
	床位数	地区每千人口拥有的床位数量
	卫生工作者	地区每千人口拥有的卫生工作者人数
	财政补助收入	地区政府财政补助收入（亿元）
	总支出费用	地区医疗卫生总支出费用（亿元）
产出指标	门诊量	地区各级医疗机构门诊人数（万人）
	住院率	地区患者住院率
	总收入	地区各级医疗机构总收入（亿元）

2. 江苏省医疗卫生资源配置效率

选取 2014—2018 年江苏省所辖各市的卫生资源投入指标和产出指标，计算 13 个市各项指标的平均值，并找出最大值和最小值，结果如下（表 4-21）。从表中可以看出，投入变量的各项指标基本都表现出上升的趋势，只有机构数稍有波动；产出变量中门诊量和总收入每年也在递增，但 2018 年全省的住院率却在下降；除此以外江苏省内各市最大值和最小值之间差异较大。

表 4-21　江苏省医疗卫生资源投入—产出情况

年份	数值	投入变量					产出变量		
		机构数/千人	床位数/千人	卫生工作者/千人	财政补助收入/亿元	总支出费用/亿元	门诊量/万人	住院率	总收入/亿元
2014	平均值	0.407	4.831	7.312	24.515	226.203	4051	3.33%	1525451.2
	最大值	0.607	5.384	9.181	44.277	442.172	8597	4.98%	3656080.0
	最小值	0.252	4.057	6.454	9.107	120.630	2284	1.84%	625023.3
2015	平均值	0.405	5.072	7.648	30.838	254.991	4202	3.38%	1705738.8
	最大值	0.605	5.739	9.582	60.050	505.060	9132	5.07%	4206975.1
	最小值	0.254	4.255	6.721	11.128	134.955	2399	1.82%	696777.0
2016	平均值	0.407	5.414	8.043	36.034	284.206	4248	3.55%	1894825.4
	最大值	0.606	6.085	10.44	72.121	574.855	9328	5.09%	4779372.6
	最小值	0.269	4.585	6.875	10.505	153.023	2347	1.98%	773769.8
2017	平均值	0.404	5.719	8.452	38.339	312.784	4495	3.60%	2082306.0
	最大值	0.598	6.592	11.238	82.821	643.702	9696	5.09%	5399833.1
	最小值	0.281	4.761	7.225	14.822	174.079	2437	2.03%	853309.7
2018	平均值	0.416	5.974	8.936	44.035	345.758	4572	3.59%	2314235.0
	最大值	0.597	7.144	12.294	95.946	746.919	9907	4.80%	6259733.8
	最小值	0.296	4.888	7.403	18.096	192.053	2446	2.00%	936204.9

运用 DEAP V.2.1 软件对 2014—2018 年江苏省医疗卫生资源投入、产出指标进行运算处理，选用 BBC 模型后得出以下结果（表 4-14）。

表 4-22　江苏省医疗卫生资源配置效率

年份	综合效率（crste）			纯技术效率（vrste）			规模效率（scale）		
	平均值	最大值	最小值	平均值	最大值	最小值	平均值	最大值	最小值
2014	0.931	1	0.647	0.995	1	0.962	0.936	1	0.647
2015	0.931	1	0.631	0.998	1	0.978	0.932	1	0.631
2016	0.929	1	0.639	0.999	1	0.986	0.930	1	0.639
2017	0.929	1	0.643	0.998	1	0.976	0.931	1	0.643
2018	0.947	1	0.674	0.993	1	0.916	0.953	1	0.674

从表 4-22 可以看出，江苏省 crste 的平均值在 0.92 以上，2018 年达到 0.947，医疗卫生资源配置整体效率较高。具体来看 crste 和 scale 在 2014—2016 年间经历过下降后于 2018 年大幅度提高，但 vrste 从 2016 年后逐渐下降，其中 2018 年下降幅度最大。因为综合效率 = 纯技术效率 × 规模效率，因此纯技术效率的下降必会限制综合效率的提高。江苏省 13 个市中的综合效率和规模效率最低的仅为 0.65 左右，说明某些城市医疗卫生资源没有得到充分利用，存在一定量的资源浪费情况。

表 4-23　2018 年江苏省医疗卫生资源配置效率及有效性分析

地区	综合效率（crste）	纯技术效率（vrste）	规模效率（scale）	规模报酬	相对有效性
南京市	1	1	1	—	有效
无锡市	0.781	0.916	0.852	irs	无效
常州市	1	1	1	—	有效
苏州市	1	1	1	—	有效
镇江市	0.674	1	0.674	irs	弱有效
南通市	1	1	1	—	有效
扬州市	0.969	1	0.969	irs	弱有效
泰州市	1	1	1	—	有效
徐州市	1	1	1	—	有效
连云港市	0.889	0.988	0.9	irs	无效
淮安市	1	1	1	—	有效
盐城市	1	1	1	—	有效
宿迁市	1	1	1	—	有效

对江苏省所辖 13 市的效率进一步分析（表 4-23），其中 DEA 结果显示医疗卫生配置有效的城市共有 9 个，占比 69.2%，分别是南京市、常州市、苏州市、南通市、泰州市、徐州市、淮安市、盐城市、宿迁市，说明这 9 个城市的医疗机构数、床位数、财政补助收入等医疗卫生资源得到了较为充分的利用；DEA 结果弱有效的城市有镇江市、扬州市，占比 15.4%，这两个城市纯技术效率均为 1（有效），而规模效率均小于 1（无效），说明镇江市和扬州市影响卫生资源配置的主要因素是规模不与之匹配，需要根据收益状态对其进行调整；DEA 结果无效的城市有无锡市和连云港市，占比 15.4%，说明这两座城市医疗卫生资源存在冗余的情况，投入的资源没有全部发挥该有的作用。

从规模报酬来看，DEA 结果有效的城市规模报酬不变，说明这 9 座城市现有的医疗资源投入规模符合发展需求，想要进一步提高医疗资源配置效率主要靠提高技术水平以及管理水平；非 DEA 有效的 4 座城市规模报酬均为递增，说明投入增长＜产出增长，应该扩大医疗资源的投入，从而满足群众的医疗需求。

总体来说，江苏省医疗卫生资源配置有效率较高，大多数城市的医疗资源都充分发挥了作用，但也存在少数城市医疗资源浪费的情况，其中综合效率最低的是镇江市，仅为 0.674，需要进一步优化资源配置，提升医疗卫生配置效率。

表 4-24　江苏 13 市医疗卫生资源 2019 年模拟数据投入产出调整计划

地区	投入变量					产出变量		
	机构数/千人	床位数/千人	卫生工作者/千人	财政补助收入/亿元	总支出费用/亿元	门诊量/万人	住院率	总收入/亿元
南京市	0	0	0	0	0	0	0%	0
无锡市	−0.031	−1.358	0	−4.537	−77.563	511.220	0.099%	0
常州市	0	0	0	0	0	0	0%	0
苏州市	0	0	0	0	0	0	0%	0
镇江市	0	0	0	0	0	0	0%	0
南通市	0	0	0	0	0	0	0%	0
扬州市	0	0	0	0	0	0	0%	0
泰州市	0	0	0	0	0	0	0%	0
徐州市	0	0	0	0	0	0	0%	0

续表

地区	投入变量					产出变量		
	机构数/千人	床位数/千人	卫生工作者/千人	财政补助收入/亿元	总支出费用/亿元	门诊量/万人	住院率	总收入/亿元
连云港市	−0.121	−0.071	0	−0.282	−5.125	755.590	0.350%	242561.070
淮安市	0	0	0	0	0	0	0%	0
盐城市	0	0	0	0	0	0	0%	0
宿迁市	0	0	0	0	0	0	0%	0

　　表4-24用2019年的模拟数据反映出各市需要调整的变量,可以清晰地看出,无锡市和连云港市需要做出相应的调整,其余市暂不需调整改变。对无锡市和连云港市医疗卫生资源实际值和投影值进行进一步的对比分析(表4-25),可以明确改进方向,通过调整相应的投入值可以提高医疗资源配置效率,使DEA结果从无效达到有效。从这两张表格中可以看出,无锡市和连云港市均表现为医疗资源冗余,需要减少相应的投入,无锡市每千人医疗机构需要减少0.031个,每千人床位需要减少1.385张,财政补助收入也需要减少4.537亿元;连云港市每千人医疗机构需要减少1.21个,每千人床位数要减少0.071张,政府财政补助收入也需要减少0.282亿元。除了对投入指标进行相应的调整,无锡市和连云港市还需要提升产量,在减少医疗总支出费用的同时,提升门诊量和住院率,连云港市还需要扩大医疗收入。

表 4-25　2018 年江苏省非 DEA 有效城市卫生资源实际值和投影值对比分析

年份	数值	投入变量					产出变量		
		机构数/千人	床位数/千人	卫生工作者/千人	财政补助收入/千人	总支出费用/千人	门诊量/万人	住院率	总收入/亿元
无锡市	实际值	0.377	7.144	0.001	54.209	438.558	5587.540	2.600%	2878755.700
	投影值	0.346	5.786	0.001	49.672	360.995	6098.760	2.699%	2878755.700
	差距	−0.031	−1.358	0	−4.537	−77.563	511.220	0.099%	0
连云港市	实际值	0.597	5.796	0.001	23.169	209.728	2863.610	4.200%	936204.900
	投影值	0.476	5.725	0.001	22.887	204.603	3619.200	4.550%	1178765.970
	差距	−0.121	−0.071	0	−0.282	−5.125	755.590	0.350%	242561.070

（1）江苏省医疗卫生资源 Malmquist 指数

表 4-26　Malmquist 指数分析年度平均值和频数分布情况

年份	效率变化 （effch）	技术变化 （techch）	纯技术效率变化 （pech）	规模效率变化 （sech）	全要素变化 （tfpch）
2014—2015	0.999	0.993	1.007	0.992	0.991
2015—2016	0.998	0.994	0.990	1.008	0.992
2016—2017	1.001	0.992	0.998	1.004	0.993
2017—2018	1.02	0.949	0.988	1.033	0.968
频数分布 （2014—2015）					
＞1	4	7	1	4	5
1	6	0	11	6	0
＜1	3	6	1	3	8
频数分布 （2015—2016）					
＞1	4	5	1	5	6
1	7	1	11	7	0
＜1	2	7	1	1	7
频数分布 （2016—2017）					
＞1	4	7	1	4	8
1	6	0	11	6	0
＜1	3	6	1	3	5
频数分布 （2017—2018）					
＞1	6	1	0	7	2
1	6	0	11	6	0
＜1	1	12	2	0	11

注：变化值大于 1 表示增长，等于 1 表示停滞，小于 1 表示下降。

　　从 Malmquist 指数分析（表 4-26）可以看出，2014—2018 年 tfpch 均小于 1，其中 2017—2018 年平均数最低，为 0.968，下降了 3.2%。tfpch= effch* techch，对全要素变化下降的原因进一步分析后发现主要原因是 techch 降低 5.1%。effch 能够上升主要是因为 sech 增长了 4.1%，而 pech 则下降了 1.9%。说明江苏省技术变化和纯技术效率变化在降低，影响了整体的全要素生产水平，需要注重技术进步。

　　从频数分布来看，2017—2018 年除效率变化和规模效率变化外，其余各项指标下降的城市数量大大增加，技术变化下降的城市高达 12 个，全要素变化下降的城市也多达 11 个。结合表 4-27 分析发现，2014—2018 年只有南京市和扬州市这两座城市的全要素生产率保持上升，其余 11 座城市的全要素生产率均有下降的情况，其中 2017—2018 年下降的城市数量最多。总体来看，江苏省整体的全要素生产率有下降的趋势，除了南京市和扬州市要继续保持外，其余各城市要注重通过提升技术水平来提高当地的全要素产生率。

表 4-27　2014—2018 年江苏省各市全要素变化（tfpch）

	2014—2015	2015—2016	2016—2017	2017—2018
南京市	1.078	1.060	1.088	1.007
无锡市	0.961	0.982	0.980	0.932
常州市	0.996	1.048	0.956	0.990
苏州市	0.984	0.935	1.002	0.994
镇江市	0.988	1.033	1.018	0.994
南通市	1.039	0.978	0.998	0.955
扬州市	1.041	1.039	1.014	1.059
泰州市	1.045	1.040	1.020	0.990
徐州市	0.916	0.978	1.022	0.953
连云港市	0.934	0.839	1.001	0.958
淮安市	1.052	1.062	1.024	0.949
盐城市	0.943	0.934	0.952	0.963
宿迁市	0.928	0.987	0.848	0.849
平均值	0.991	0.992	0.993	0.968
＞1 个数	5	6	8	2

表 4-28 反映了 2014—2018 年江苏省 13 个市 Malmquist 指数各项指标的平均值。从平均值来看，2014—2018 年有 5 个城市的 tfpch 超过 1，占比 38.5%，分别是南京市、镇江市、扬州市、泰州市和淮安市，其余 8 个城市的 tfpch 小于 1，占比 61.5%，其中最低的是宿迁市，仅为 0.901，与基础值相比 tfpch 下降了 9.9%。所有 13 个城市中只有无锡市的 effch 和 sech 是下降的，pech 下降的城市一共有 2 个，分别是无锡市、连云港市，而 techch 下降的城市则多达 8 个。从 13 个市的平均值可以看出，techch 和 pech 降低是造成全省全要素效率降低的关键原因，因此绝大多数城市都需要提升技术水平和管理水平。此外，无锡市还需要对规模进行适当调整从而整体提高各市及全省的全要素效率。

表 4-28　Malmquist 指数分析各市平均值汇总

	效率变化 （effch）	技术变化 （techch）	纯技术效率变化 （pech）	规模效率变化 （sech）	全要素变化 （tfpch）
南京市	1	1.058	1	1	1.058
无锡市	0.958	1.006	0.959	0.998	0.964
常州市	1	0.997	1	1	0.997
苏州市	1	0.979	1	1	0.979
镇江市	1.01	1	1	1.010	1.010
南通市	1	0.992	1	1	0.992
扬州市	1.047	0.991	1	1.047	1.038
泰州市	1.024	1	1	1.024	1.023
徐州市	1	0.967	1	1	0.967
连云港市	1.001	0.930	0.974	1.028	0.931
淮安市	1.011	1.009	1.010	1.001	1.021
盐城市	1.008	0.940	1	1.008	0.948
宿迁市	1	0.901	1	1	0.901
平均值	1.004	0.982	0.996	1.009	0.986

（2）小结

①江苏省医疗卫生资源配置效率：整体来看，江苏省医疗卫生资源配置效率较高，2018 年综合效率达 0.947。但省内各市差异较大，DEA 有效的城市共有 9 个，分别是南京市、苏州市、徐州市、常州市、淮安市、南通市、盐城市、泰州市、宿迁市，说明这 9 个城市的医疗机构数、床位数、财政补助收入等医疗卫生资源得到了较为充分的利用；DEA 结果弱有效的城市有镇江市、扬州市，这 2 个城市纯技术效率均为 1（有效），而规模效率均小于 1（无效），说明镇江市和扬州市影响卫生资源配置的主要因素是规模不与之匹配，需要根据收益状态对其进行调整；DEA 结果无效的城市有无锡市和连云港市，说明这 2 座城市医疗卫生资源存在冗余的情况，投入的资源没有全部发挥该有的作用，需要减少相应的投入并扩大产出。

②江苏省医疗卫生资源 Malmquist 指数分析：2014—2018 年江苏省 tfpch 均小于 1，主要原因是技术变化和纯技术效率变化在降低，影响了整体的全要素生产水平。2017—2018 年 11 座城市的全要素生产率有下降的情况，仅有南京市和扬州市效率上升，因此江苏省整体的全要素生产率有下降的趋势。techch 和 pech 降低是造成全省全要素效率降低的关键原因，因此要注重提升技术水平和管理水平。此外，无锡市还需要对规模进行适当调整，从而整体提高各市及全省的全要素效率。

4.4　医疗卫生服务体系建设障碍

4.4.1　医疗服务参与者角度

1. 家庭医生签约服务亟待完善

江苏省家庭医生签约服务在有序推进中，签约比例逐渐上升，但目前主要针对孕产妇、0～6 岁儿童、高血压及糖尿病等慢性病患者、65 岁以上的老年人等重点人群重点签约，对于普通大众的签约率有待提高。就目前的政策来看，家庭医生签约服务仍停留于表面，没有有效的措施保障家庭医生签约后充分发挥其"守门人"的作用，家庭医生首诊率并不高。但从国外 5 个国家医疗卫生服务体系的分析来看，家庭医生承担了绝大多数的诊疗任务，居民的基础病以及常见病在家庭医生处就可以得到有效诊治。家庭医生签约是整个分级医疗服务体系的基础，对于缓解医院的压力、节省医疗支出具有很大的促进作用。江苏省亟须出台相关政策，推进家庭医生签约服务。

2. 基层医疗机构人才队伍有待扩充和提高

长久以来，绝大多数医学院校的毕业生选择留在医院工作，不愿意去基层，主要原因是基层医疗机构薪酬待遇低、职称晋升难，这使得基层医疗机构工作人员数量较少，学历普遍较低。统计显示，2017 年江苏省基层医疗机构（包括村卫生室）的医疗卫生工作者占全省医疗卫生工作者的比例仅为 32.2%，而各级医院则达到了 64.9%。人才的缺乏导致基层医疗机构的诊疗水平不高，直接影响到患者对于基层医疗机构的信任度，因此亟需扩充和提升基层医疗机构人才队伍，从本质上提升基层医疗机构服务能力。

3. 医疗机构间合作欠缺

江苏省目前基层首诊率仅为 53.23%，且基层首诊率有逐渐下降的趋势（表 4-7），各级医疗机构间转诊率也不高（图 4-15），这都与分级诊疗政策背道而驰。无序的诊疗格局造成各医疗机构缺乏相对稳定的患者群，医疗机构间对工作量以及收入缺乏稳定的预期，只能盲目地争抢患者，所以转诊率普遍偏低，这也容易造成医疗机构提供过度医疗服务，造成资源浪费，加大政府财政和居民个人的医疗负担；此外，无序的诊疗格局对医疗服务的连续性造成极大破坏，影响患者的健康。分级诊疗即基层首诊，对于有需要的患者转诊至病情所需的医疗机构，待病情好转再转回基层医疗卫生机构或康复机构，各医疗机构各自发挥所长，分工合作，从而实现医疗卫生资源的最大化利用，但目前江苏省分级诊疗格局尚未形成，各级医疗机构间分工合作有待加强。

4.4.2　现有政策措施角度

1. 分级诊疗格局尚未形成

当前江苏省虽然采取了医保差异化支付，但由于报销比例差别有限，基层医疗卫生机构与大医院之间的服务水平仍然存在较大的差异。加上居民收入的普遍提高，个人支付能力增强，对于患者的引导作用效果不明显，患者仍然扎堆大医院，尤其是三级医院门诊压力巨大，看病难的情况仍然存在。基层医疗机构是分级诊疗的基础，虽然政府出台了一系列的政策辅助基层医疗机构，提升其提供医疗服务的能力，但目前看基层医疗机构仍是薄弱一环，而大医院却在加速扩张，这都不利于分级诊疗制度的建立，政府在政策制定和实施上有待进一步完善。

2. 医疗质量监管和信息公开不足

江苏省医疗卫生服务质量主要通过认证及许可制度，包括医疗机构的资格认证，医护人员的教育、培训以及资格证等。目前主要是针对结构组织类，而对于具体的医疗服务诊疗过程以及结果的监管欠缺。英国、美国等国都成立了专门的质量监管委员会，除了政府的组织机构，还有非政府的质量监管机构，江苏省在针对医疗质量的监管上有待提高。

在信息公开方面，通过对国外的研究发现都有着相应的机构在网站上定期发布医疗机构的质量认证结果，让患者清楚医疗机构的真实情况，可以帮助患者自主选择就医机构以及医疗服务，让患者对自己能够得到高质量的医疗服务更有信心。当前，尽管近些年政府不断提升基层医疗机构的硬实力和软实力，但因为缺乏有效的信息发布，群众对此了解甚少，对基层医疗机构的信任度仍然不高。另外，因为对医疗机构的不了解，患者只能选择扎堆大医院，以期望得到更好的医疗服务。

4.4.3　医疗资源配置方面

1. 资源配置区域差异大

江苏省分为苏南、苏中和苏北地区，共13各市，因为各个市及地区之间经济发展水平不同，医疗资源配置也存在较大的差异性。苏南地区床位数和卫生工作者密度指数遥遥领先于其他地区，各市财力资源密度指数占据前几名，尤其是南京市的密度指数和增长速度都远高于省内平均水平和其他城市。反观苏北地区各市的医疗资源密度指数值基本是最低的，医疗人力资源和财力资源都相对短缺。各地的医疗资源配置公平性也存在差别，苏北地区的医疗资源配置公平性最差，苏中地区的医疗资源配置公平性最好。

从医疗资源机构的分布情况来看，江苏省医院数量及其床位数增加速度最快，均高于基层医疗机构，此外在医院工作的卫生工作者数量和增长速度，均远远高于基层医疗机构。这些数据说明，当前大医院拥有绝大多数的医疗资源，且呈加速扩张的趋势，基层医疗机构虽然数量占有优势，但拥有的其他医疗资源缺乏。

2. 全要素生产率降低

江苏省医疗资源配置整体效率较高，2018年综合效率达0.947，DEA结果显示资源配置有效的城市有9个，但无锡市和连云港市卫生资源存在冗余的情况，投入的资源没有全部发挥该有的作用，需要减少相应的投入并扩大产出。此外，Malmquist 指数分析显示：2014—2018 年江苏省 tfpch 均小于 1，全要素生产水平每年都在降低，分析发现主要是因为技术变化和纯技术效率变化在降低，因此要注重提升技术水平和管理水平，从而使有限的医疗资源得到更为充分的利用，促进医疗卫生事业的可持续发展。

第 5 章
结论与建议

5.1 结　论

5.1.1　国外医疗卫生服务体系的经验启示

1. 分级诊疗制度的必要性

通过对英国、美国、日本、古巴以及泰国这些国家的医疗卫生服务体系的分析可以发现，无论是发达国家还是发展中国家，都有着明显的三级医疗服务体系，对居民的就诊流程有着明确而严格的规定，形成了井然有序的就诊格局。分级诊疗已经成为国际上大多数国家认可的医疗制度，有着独特的优势，能够帮助形成经济、高效的医疗服务体系。

分级诊疗一大优势在于正确的医疗供体能保证高质量的医疗服务。分级诊疗趋于将大部分的健康问题解决在基层医疗机构中，在基层医疗机构处置乏力的情况下转入高层综合性/专业性医疗机构，完成治疗后再交由基层/康复医疗机构进行后续康复。基层医疗机构的充分融入和长期参与，一方面源于基层医疗基数较大，服务面较广，更加贴近社区居民，便利社区居民，保证高质量服务；另一方面能够调动基层医疗的能动性，一头联系高层次医院，提高基层医疗水平，一头全面了解社区居民的健康需求，利用地理位置的可及性，及时对居民健康问题做出反应。基层医疗的建设和发展，能够较好解决综合性医院患者看病难，"一号难求"，以及医务工作者工作压力大，服务质量难以保障，医患关系紧张等一系列问题。

　　分级诊疗另一大优势在于经济性优势。其具体表现在医疗资源分配的优越经济性和患者实际花费时间、精力和费用的优越性。大型综合性医院的建设、维护和运营成本都远高于基层医疗机构，而基于我国目前人口基数较大的现状，综合性医院的医疗服务能力是有限的。不合理的医疗资源分配所造成的浪费最直接的受害者往往是民众本身，即部分确实需要大型医院诊治的疑难病症患者得不到妥善处置。从患者的实际角度讲，小病挂专家号、小病候诊大半天，损失的都是切身的金钱和时间，往往得不偿失。分级诊疗中，基层医疗机构可协助患者完成初步疾病诊疗和分流，用专业的分析取代非专业的选择，以提高资源使用的经济性。

　　目前，我国正在全面深化改革，逐步推行分级诊疗制度，为实现医疗服务的可持续发展，分级诊疗制度是必经之路，有待深入推行和进一步完善。

2. 明确政府及市场在医疗服务体系中的定位

　　通过对发达国家和发展中国家医疗服务体系的研究分析，发现英国、古巴和泰国政府在本国的医疗服务体系中占据绝对的主导地位。英国的 NHS、古巴的全民免费医疗、泰国的"30 铢计划"都是在政府强有力的推动下最终实施，实现了医保全覆盖；政府发挥强有力的组织、领导、实施和调节的能力能够保障医疗服务体系的持续发展，也有利于提高医疗卫生资源配置的公平性和可及性，让更多的普通民众受益。此外，政府强有力的监管和调控也是保障本国医疗服务秩序和提升医疗服务质量的保障。但是也不能完全地交由政府负责，从英国医疗服务体系的情况来看，医疗支出全部由政府财政负责，给英国政府造成了很大的财政压力，有限的医疗财政补助收入增长限制了本国医疗事业的发展，存在患者住院等待时间过长等情况，同时整个医疗服务体系效率低下。美国的医疗服务体系则完全市场化，医疗服务体系市场化使各个医疗机构提供服务时具有竞争性，从而可以提高医疗技术水平、医疗服务质量，但过度市场化的医疗服务供给模式也使得美国的医疗支出不能得到有效控制，占 GDP 的比例太高。此次暴发的全球新型冠状病毒肺炎疫情也很好地说明了不能完全依赖市场或政府，要明确政府及市场在医疗服务体系中的定位和作用，两者缺一不可。只有充分发挥好政府和市场的作用，才能使医疗卫生服务体系形成良性循环，更好地为广大群众的健康负责。

3. 全科医生的培养

　　全科医生主要在基层医疗机构工作，目前其服务范围主要包括筛查和计划免疫、健康促进、积极的疾病管理等，在医疗服务体系中发挥着积极重要的作用。美国、古巴等国都很注重全科医生的培养，从医学生的选拔、教育到临床实践技能的培训等都有着明确的规定，培养了一批高质量的全科医生，大大提升了基层医疗机构的服务能力。1970年，英国皇家全科医师协会（Royal college of General Practitioners）正式成立，为全科医生的培训提供支持的同时也负责全科医生质量的监管，该机构于2007年发布《做一名全科医生》，明确规定了全科医生应具备的知识和技能。这些经验提醒我们，高质量全科医生的培养离不开政府官方的支持，不仅需要制定明确的规范，也需要用实际行动去推动相关政策的具体落实。

中国的医疗卫生体系目前所面临的一大问题是，全科医生的数量缺乏以及质量普遍不高，相关培训机制缺乏。尽管近些年政府已经规划并且出台了一些政策试点运行，高校里全科医生的教育逐渐受到重视，但目前来看，因为受基层医疗机构的待遇、发展前景的限制，高质量的医学人才仍然扎堆大医院，基层医疗机构高质量的全科医生数量仍然偏低，需要政府作进一步完善。

4. 实行家庭医生制度，限制患者就医选择

通过分析发现，美国、英国古巴等国都实行了家庭医生制度，英国更是规定加入医疗保障时必须签约家庭医生。家庭医生是各国基层医疗的重要组成部分，是分级诊疗制度的基石，不仅能够为患者提供便捷、持续的医疗服务，且经济实惠，对缓解专科医院的压力、控制医疗总支出有着重要的作用。

各国对于患者的就医选择都有着严格的规定和要求。在美国，医疗服务过程中关于转诊有转诊、预约以及拒绝三种模式；日本规定不经转诊的患者除了医药费用自负外，还需要缴纳额外的费用；英国、泰国也对转诊有着明确的限制。相对而言，患者更愿意接受以经济方式来限制转诊，因为他们可以通过支付相对更高的费用获得医疗服务，不会直接被拒绝。

中国正在试行家庭医生签约制度，目前主要针对孕妇、婴幼儿、慢性病等重点人群进行试点签约，普通大众家庭医生签约率不高；此外，实行医保差异化支付限制患者的就医选择，但尚未形成分级医疗服务体系。转诊和接诊模式的改革是一个系统工程，仍然任重而道远。

5. 重视医疗服务质量，亟须信息公开

医疗服务质量包括3个方面的内容：组织结构（如人力资源和机构的设置）、服务过程（如疾病的诊治）以及结局（如健康状态），这三方面都很重要，

缺一不可。在美国，医疗机构联合认证委员会负责对各个医疗机构进行质量认证和评审，并将结果予以公布，是群众选择医保定点医院的方向标；在英国，专门成立了医疗质量委员会，负责监测、检查和规范医疗服务质量及安全标准，并将信息向公众公布。通过对医疗质量的监管以及公众信息的公布，可以帮助患者自主选择就医机构以及医疗服务，让患者对得到高质量的医疗服务更有信心。

目前国内对于医疗服务质量的关注点主要集中在组织结构上，比如医疗机构的床位数、卫生人员数量，对于服务过程以及结局关注不多。信息的公开需要进一步宣传和落实，仅仅依靠口头宣传这种不可靠的方式来指导患者就医是不恰当的。

5.1.2　江苏省医疗服务体系现状总结

1. 政策措施稳步推进，分级医疗服务体系尚未形成

随着医疗改革的不断深入，分级诊疗制度的重要性越发凸显，为推进本省的分级诊疗制度，江苏省政府、卫计委等部门出台了一系列的相关政策，明确了分级诊疗制度的改革方向、建设目标以及实施路径。

基层医疗机构是分级诊疗服务体系的根基，为提升基层服务能力，江苏省政策、资金全面向基层倾斜，注重基层全科医生的培养；建立医疗联合体，促进医疗资源纵向联合，促使优质医疗资源下沉；推进家庭医生签约服务，对重点人群重点签约；探索实施基层首诊和双向转诊制度；开展医保支付方式和医疗服务收费改革，实施医保差异化支付，引导患者基层首诊；与时俱进，借助科技的力量，推行"互联网＋医院"等分级诊疗措施在稳步推进中，并取得了初步的成绩。

尽管目前江苏省推进分级诊疗制度的"大网"全面铺开，宏观来看各项政策及措施全面而又广泛，但各项措施的细节处理尚有欠缺。基层医疗机构虽然硬件设备增多，但服务能力短期内难有大幅度提升，群众仍然缺乏对医疗机构就诊的信心，基层首诊率反而有下降的趋势；医疗联合体框架搭好，但内部如何合作运营却仍是难点，目前双向转诊率仍然不高；家庭医生签约主要覆盖重点人群，普通大众的覆盖率不高，且家庭医生具体服务内容没有明确，工作没有落实，没有真正发挥"守门人"的作用；各级医疗机构定位不明，分工不明确，目前的医保差异化报销的支付方式在引导患者就医行为方面力量薄弱，患

者扎堆大医院的情况仍然存在；互联网医疗刚刚开展，仅在少部分医院展开。因此，江苏省分级医疗服务体系尚未形成，接下来需要更深入地开展分级诊疗制度改革。

2. 卫生资源总量稳定增长，结构合理性欠缺

2014—2018 年，江苏省各项资源均表现为上涨趋势，物力资源中医疗机构数量上涨了 1233 个，增长了 3.85%；床位数量共增加 992 292 张，增长率为 26.9%。人力资源卫生工作人员共增加 14 996 名，增长率为 25.4%。财力资源政府卫生财政补助总额共增加 171 亿元，增长率达 83.5%；医疗机构总支出费用 5 年内增长了 1074 亿元，增长率达 56.2%。除了医疗机构数增速较缓，其余各项资源均保持着较快的增长速度，卫生资源总量表现出平稳快速增长的趋势。

但从医疗资源分布情况来看，江苏省医院数量的增涨速度最快，且拥有绝大多数床位资源的各级医院床位量的增速也高于基层医疗机构，此外在医院工作的卫生工作者数量和增长速度均远远高于基层医疗机构。从医院和基层医疗机构门诊患者数量来看，虽然两者都有所增加，但是医院所占比例增加而基层医疗机构所占比例却在降低。这些数据说明当前大医院拥有绝大多数的医疗资源，且呈加速扩张的趋势，而基层医疗机构虽然数量占有优势，但拥有的其他医疗资源缺乏，这不利于形成正三角形的分级诊疗制度。

从医护比例来看，医护比例持续升高，至 2018 年江苏省医护比例达1∶1.114，但仍然低于国家 1∶1.151 的平均水平，也远远低于 1∶1.2 的国际标准，急需增加执业护师的数量。

从各地财力资源分布情况来看，江苏省财力资源分布存在较大的地域差异性，南京市和苏州市财力资源远远高于省内平均水平和其他城市；南京市财力资源增速最快，而其他城市财力资源较少且增速较慢，说明财力资源加速集中，过于集中的财力资源表现为个别城市医疗资源丰富、医疗水平高，不利于江苏省全省整体医疗水平以及医疗服务可及性的提高。

3. 卫生资源配置总体公平，地域间差异较大

从江苏省医疗资源配置的公平性研究可以看出，江苏省医疗资源的分配整体上是公平的，医疗卫生基础资源分配的公平性要好于财力资源分配的公平性，按人口配置的公平性高于按地域配置的公平性。医疗卫生基础资源各项指标按地理分配的基尼系数均小于0.3，按人口分配的基尼系数均小于0.15，说明公平

性较高。财力资源按地域分配的财政补助收入的基尼系数稍高于 0.4，表现为相对不公平，其他指标均在 0.4 以下，说明财力资源分配的公平性稍差。从洛兹曲线图的趋势来看，江苏省卫生资源分配的公平性整体有下降的趋势，需要引起注意，及时调整。

从泰尔指数分析来看，江苏省资源配置的不公平性主要是因为区域之间存在的差异，苏中地区的各项卫生资源分配的公平程度均好于苏南和苏北地区，公平程度最高。苏北地区的医疗资源配置公平性最差，但泰尔指数在逐渐降低，说明有好转趋势。苏南地区的泰尔指数在逐渐升高，公平性有变差的趋势。

从医疗资源密度指数来看，医疗资源过剩和不足同时存在。苏北地区的几座城市的医疗机构的数量是最多的，苏南地区城市的床位数量和卫生工作者人数是最多的。说明苏北的城市存在医疗机构过剩，而床位数和卫生工作者不足；苏南地区床位数和卫生工作者过剩，而医疗机构短缺。因此，需要调整江苏省内各地卫生资源的投入结构。

4. 卫生资源效率整体较高，部分城市需要调整

江苏省医疗卫生资源配置整体效率较高，全省综合效率的平均值在 0.92 以上，2018 年达到了 0.947。从所辖 13 市的资源配置效率 DEA 的结果来看，有效的城市共有 9 个，占比 69.2%，分别是南京市、泰州市、常州市、南通市、苏州市、徐州市、淮安市、盐城市、宿迁市；弱有效的城市有镇江市以及扬州市；结果无效的城市有无锡市和连云港市，占比 15.4%，说明绝大多数城市医疗的资源配置结果有效。但也不可忽视的是，江苏省 13 个市中的综合效率和规模效率最低的仅为 0.65 左右，DEA 结果无效的无锡市和连云港市均存在资源浪费情况，需要减少医疗机构数、床位数、财政补助收入的投入，并扩大门诊量、住院率等产出。因此，江苏省在目前医疗资源分配的基础上需要更加深入地优化各项医疗资源的配置，重点城市重点改进，全面提升医疗卫生分配的效率，使医疗资源发挥的作用达到最大化。

5. 全要素生产率下降，技术效率亟待提高

运用 Malmquist 指数进行动态效率研究，结果显示，2014—2018 年 tfpch 均小于 1，说明近 5 年来江苏省的全要素生产率在逐年降低。从江苏省各市的具体情况来看，2014—2018 年只有南京市和扬州市这两座城市的全要素生产率一直保持上升，其余 11 座城市的全要素生产率在这 5 年中都存在下降的情况。从各市的动态效率平均值来看，2014—2018 年有 5 个城市的 tfpch 超过 1，占比 38.5%，分别是南京市、镇江市、扬州市、泰州市和淮安市，其余 8 个城市的 tfpch 小于 1，占比 61.5%，其中最低的是宿迁市，仅为 0.901，与基础值相比 tfpch 下降了 9.9%。因此，2014—2018 年江苏省全省的全要素生产率呈现出下降的趋势。

对全要素变化下降的原因进行具体分析后发现，江苏省技术变化和纯技术效率变化都在降低，2014—2018 年全要素变化呈下降趋势的城市一共有 11 个，其中技术变化呈下降趋势的城市更是多达 12 个。techch 和 pech 降低是造成全省全要素效率降低的关键原因，因此江苏省及其所辖各市亟须通过提升技术水平和管理水平来提高全要素生产效率。

5.2　建　议

通过对国外医疗服务体系的梳理分析，学习各国的经验和教训，结合江苏省分级诊疗制度建设的具体情况以及现存的问题，对江苏省进一步推进分级诊疗制度提出以下建议。

5.2.1　完善顶层设计，强化政府与市场相结合

对于江苏省接下来的分级诊疗实施过程中，政府一定要发挥主导作用，完善顶层设计，从整体上把握分级诊疗制度的方向，确立实施的目标；立足于江苏省的实际情况，加强监管力度和完善医疗服务质量监管体系，出台相应的政策法规推动和保障分级诊疗制度的推进实施；同时要注意医疗服务体系市场化的引导，鼓励社会办医，构建民营医院和公办医院间良性的竞争机制，积极推进民营和公办医疗机构之间的交流合作，从而促进江苏省医疗服务质量的整体提升，提供多元化医疗服务体系以满足人民群众的医疗服务需求。

5.2.2　明确医疗机构功能定位，构建三级医疗服务体系

明确各级医疗机构的功能定位是建设三级医疗服务体系的关键，三级医疗服务体系的构建是实施分级诊疗制度的基础。纵观美国、英国、日本、古巴和泰国，都形成了明确的三级医疗服务体系，各级医疗机构的服务内容也相对明确，门诊基本由基层医疗服务机构提供，二、三级医院主要提供专科门诊、急诊以及住院服务，且二、三级医院的定位也有所不同，二级医院主要功能是提供一般疾病的住院治疗服务，三级医院主要功能是提供高精尖的医疗服务。

　　2014 年以来，江苏省在积极地推进分级诊疗制度，但是目前各级医疗机构的定位尚不明确，各级医疗机构基本都提供基础的门诊服务，尤其是三级医院不仅有大量的专家门诊服务，也有许多的基础门诊服务，从而导致大医院门庭若市、基层机构门可罗雀的诊疗现状，这些都影响着分级诊疗制度的推进。对此，政府要明确好各级医疗机构的具体功能定位，基层医疗机构主要功能是为民众提供基础的门诊服务，县级医院以及城市的二级医疗机构主要功能是提供一些专科门诊以及一般疾病的住院诊疗服务，三级医疗机构的功能主要是提供疑难复杂疾病的诊治和住院诊疗服务，构建三级医疗服务体系。国外的二、三级医疗机构几乎都不提供普通的门诊服务，专科门诊也只接受基层转诊来的患者。结合我国的实际情况，让二、三级医院直接取消门诊不切实际，但是可以采取相应的措施，逐渐过渡。就目前而言，为改善患者扎堆大医院的诊疗现状，可以严格限制大医院的挂号数，将半数的号源交由各个基层医疗机构，留给转诊的患者，从而能够有效地促进基层首诊以及实现便捷的转诊，推进江苏省分级诊疗制度的进一步落实。

5.2.3　完善全科医生培养和激励机制，提升基层医疗机构服务能力

　　近些年江苏省制定了一系列政策支持城市及农村基层医疗机构的建设，资金也全面向基层倾斜，大大提高了基层医疗的硬件设施条件，但是目前基层医疗机构的卫生工作者的诊疗水平仍然有待提高。基层医疗机构的诊疗能力会直接影响到患者对于基层医疗机构的信任度，是实现基层首诊、建立分级诊疗制度的关键，因此目前提高基层医疗机构服务能力，重点在于提升卫生工作者的诊疗水平和技术能力。具体可以从以下两几方面展开：①完善全科医生的培养制度，通过对国外医疗服务体系的研究发现，美国、古巴等国都有着严格的全科医生培养制度，经过多年的理论学习和实践操作培养了一大批高水平的全科医生。结合江苏省的实际情况来看，不仅要重视全科医生的理论学习，也要重视实践操作能力的提高，可以实施定向培养，在相关医学院校开设专业，定向招收优秀的学生培养，实行学费、住宿费全免的同时给予一定的补贴，毕业后到大医院进行住院医生规范化培训，培训结束后安排至相应的岗位工作。通过规范化的培养制度，可以提升全科医生的理论和操作能力，培养出不逊于大医院的基层医生。②建立健全全科医生激励机制，目前基层医疗机构的医生学历普遍偏低，以本科及以下学历为主，具有研究生以上学历的医学生毕业后大多

选择大医院就业，这极大地影响了基层医疗机构提供服务的能力，究其主要原因是基层医疗机构薪酬待遇低、职称晋升难等，因此要完善相关激励制度以吸引优质人才加入全科医生队伍，提升全科医生的整体实力。从英国来看，英国的全科医生的薪资水平超过了专科医生的待遇，因此大多数优秀医学人才选择加入全科医生的诊所工作。江苏省也可以通过财政补助，提升全科医生的薪酬待遇，达到大医院医生同等工资水平，并辅以一定的绩效奖励措施。此外，对于基层卫生工作者的职称晋升可以开辟一些绿色通道，从而吸引更多的优秀人才投入基层医疗服务体系中。

5.2.4　促进医保支付方式改革，发挥医疗保险政策杠杆作用

有效的医保支付方式对医疗服务供给结构的调整可以提供很好的帮助，从而有效地遏制医疗总支出费用的上升速度。美国经过不断地调整本国的医保支付方式，探索出 DRGs 的医保支付模式；日本在学习美国 DRGs 的基础上，结合本国的国情研究出了日本特有的疾病诊断分组 DPC。当前，以 DRGs 为主的复合医保支付方式已经成为国外各国的主流医保支付方式。江苏省要根据本省的实际情况，研制开发出适合全省医疗状况的 DRGs 支付体系，让医保支付方式既可以很好地遏制住医疗费用不合理的增长趋势，又可以充分地体现医务工作者的劳动和技术的价值，形成有效的激励机制。当前江苏省可以实施多种医保相结合的支付方式，在不同的医疗机构可以采取不同的医疗保险支付方式，在那些大型的综合性医院可以实施按医疗服务总额付费的方式，按 DRGs 以及总额付费相结合的复合支付方式等；在基层医疗机构则可以推行按人头的医保支付方式，按项目的医保支付方式等。

医保政策对于约束患者就医行为起到了非常重要的杠杆作用。有效的分级诊疗体系下能够真正形成"小病在社区、大病上医院、康复回社区"的患者诊疗新模式，要使患者自愿留在社区接受全科医生的诊疗服务、享受全科医生的转诊服务，首先必须要建立和完善相关的医保支付方式。可以通过进一步的扩大初级、二级、三级医疗机构的报销比例，实行更大的梯度付费方式，从而起到对患者就医行为的引导作用，有效改善目前居民存在的无序就医现状；通过借鉴国外的先进医保支付方式，结合江苏省的实际情况，进一步推进江苏省医疗保险支付机制的改革，实施以临床路径为基础的医疗保险支付方式；进一步推进门诊统筹制度；全面促进家庭医生签约这个"守门人"制度的发展；全面

整合医疗保险的管理体制等。

5.2.5　建立居民健康信息库，推进"互联网＋医院"

在信息化时代，互联网和大数据给人们生活带来越来越多出乎意料的影响，其作用不容忽视，近年来在医疗服务体系中也开始发挥越来越重要的作用。从国外的经验可以看出，多国实行为参保居民建立健康档案的做法，这有利于医生于第一时间了解患者的病情并能及时有效地给出诊疗方案。然而，当前江苏省内各医疗机构信息仍然各自保管，不予流通，患者每换一家医疗机构就诊就要重新说一遍病情，再做一次检查，造成了不必要的医疗资源的浪费。江苏省可以为每个参保居民建立个人电子健康数据库，使患者信息在就诊时可以一键被医生调出，转诊时患者的信息可以随着患者在医疗机构间即时流转。这一方面可以迅速帮助医护人员全面了解患者的具体情况，另一方面也使得居民能够获得连续性的终生医疗服务，帮助制订属于自己个性化的疾病治疗方案，不会因为每次就诊时因为医生的不同或者所到的医疗机构的不同而使自己的诊疗方案中断或频繁的更改，甚至需要进行重复检查和诊疗，可以大大节省医疗资源，并有效地避免了医疗资源的浪费，使医疗资源实现利用的最大化。

江苏省紧跟互联网发展的大趋势，推行"互联网＋医院"体系。"互联网＋医院"设立后，患者只需要通过手机 App，足不出户就可以享受到三级医院的专家诊疗服务。此外，"互联网＋医院"可以大大缩短危重患者的救治时间，提高了偏远地区或不方便就医患者的医疗可及性。通过"互联网＋医院"的设立，为患者开辟了一条更加便捷的就医之路，可以有效缓解患者看病难的问题。但是目前仅有几家三级医疗机构提供互联网医疗服务，需要政府与医疗机构合作，持续推进；此外，还可以利用互联网技术，搭建分级诊疗转诊的网络平台，实现更加有效便捷的转诊服务。

5.2.6　优化医疗资源配置，夯实分级诊疗根基

通过运用洛兹曲线、基尼系数、泰尔指数以及 DEA 等多种方法对江苏省医疗资源分配的公平性和效率进行分析，发现江苏省的卫生资源总量在稳定增长，卫生资源配置的公平性和效率整体较高，但同时也存在结构的合理性欠缺，大医院和基层医疗机构发展不平衡，苏南、苏中、苏北区域间以及所辖13市之间存在很大差异，全省全要素生产率下降等问题。因此，江苏省需要进一步优化

全省医疗资源配置情况，破除地域限制，将苏南地区过多的人力、财力优质资源向苏北和苏中迁移，将大医院过多的医疗资源逐步向基层和社区下沉，从而实现全省医疗资源更加公平的配置。资源利用率较低的城市要及时调整资源的投入和产出结构，实现资源利用的最大化。最后，江苏省目前要重视医疗技术水平和管理水平的提高，实行精细化管理，采取有针对性的卫生发展措施。在兼顾效率和公平的基础上，推进区域卫生资源实现更加合理、更加有效的配置。

5.2.7　完善中医药服务体系，提升中医药服务能力

2020 年的春天，新型冠状病毒肺炎疫情暴发，席卷全球，中医药在新冠肺炎的治疗过程中发挥了重要的作用。中医药是我们中华民族几千年流传下来的瑰宝，具有其独特的作用。长久以来，中医药与西医药相互补充，共同为人民的健康保驾护航，这也是我国医疗卫生服务体系中的特别之处。当前，我们要进一步完善中医药服务体系，提升中医药提供医疗服务的能力。具体建议主要有以下五点：①加强中医药人才的培养，中医药的发展离不开高质量的人才，因此要规范中医药人才的教育、培训过程，加强名老中医工作室的建设，做好名老中医的经验传承；②出台相关政策，鼓励中医药发展，进一步扩大中医临床路径，医保支付扩大中医报销范围和提升报销比例，提升医疗机构的中医药药占比等；③将中医药纳入突发公共卫生事件和重大疾病防治的体系中，进一步完善中医药应急工作的机制，加强中医药防控传染病的专业队伍建设，全面提升中医药的疾病应急能力；④发挥中医药治未病的作用，中医药在调理身体，做好疾病的风险预防方面有着独到的优势，推动中医药的预防保健工作对医疗服务体系的发展有着重要的作用；⑤加强中西医交流，利用先进的科学技术手段，加强中医药的科技支撑体系建设，使中医药走得更远、更久。

附　录
英文缩略词表

英文缩略词	英文名称	中文名称
ISM	Interpretative Structural Modeling Method	解释结构模型
CCM	Chronic Care Model	慢性病管理模型
ICCC	Innovative Care for Chronic Conditions Framework	慢性病管理理论模型
DMP	Disease Management Programme	疾病管理项目
HRDI	Health Resource Density Index	卫生资源密度指数
DEA	Data Envelopment Analysis	数据包络分析
HPV	Human Papilloma Virus	人乳头瘤病毒
tfpch	total factor productivity change	全要素生产率变化
effch	efficiency change	效率变化
techch	technology change	技术变化
pech	pure technology change	纯技术效率变化
sech	scare efficiency change	规模效率变化
ACA	Patient Protection and Affordable Care Act	患者保护与平价医疗法案
HIMSS	Healthcare Information and Management Systems Society	美国卫生信息管理系统协会
CMS	Centers for Medicare & Medicaid Services	美国医疗保险和医疗补助服务中心
PPS	Prospective Payment System	预付制
DRGs	Diagnosis Related Groups	按疾病诊断相关分组

英文缩略词	英文名称	中文名称
PCMH	Patient—centered medical home	医疗之家模式
ACO	Accountable Care Organizations	责性医疗组织模式
P4P	Pay for Performance	按绩效付费模式
MIPS	Merit—Based Incentive Payment　System	基于绩效的医生薪酬激励制度
PQRS	Physician Quality Reporting System	医生质量报告系统
AHA	The American Hospital Association	美国医院协会
ACGME	The Accreditation Council for Graduate Medical Education	美国医学教育评审委员会
MCAT	Medical College Admission Test	医学院入学考试
USMLE	United States Medical Licensing Examination	美国医师执照考试
FDA	U.S. Food and Drug Administration	美国食品药品管理局
JCAHO	Joint Commission on Accreditation of Healthcare Organization	美国医疗机构联合认证委员会
AHRQ	Agency for Healthcare Research and Quality	美国医疗研究和质量局
OECD	Organization for Economic Co—operation and Development	经济合作与发展组织
NHS	National Health Services	国民健康服务体系
PCTs	Primary Care Trusts	初级医疗保健基金
NPISH	Non—profit Institutions Serving Households	非营利家庭服务机构
CCGs	Clinical Commissioning Groups	临床委托小组
QOF	Quality and Outcomes Frame—work	质量与结果付费机制
HRG	Healthcare Resource Groups	医疗服务资源组
CQC	Care Quality Commission	医疗质量委员会
NICE	National Institute for Health and Clinical Excellence	英国国家卫生和临床优化研究所
LTCI	Long Term Care Insurance	长期护理保险项目
DPC	Diagnosis Procedure Combination	疾病诊断分组
PHC	Primary Health Care	初级医疗保健
VHCs	Village Health Communicators	卫生宣传员
VHVs	Village Health Volunteers	卫生志愿者
NHSO	National Health Safety Office	国家卫生安全办公室

参考文献

[1] Shi L, Macinko J, Starfield B, et al. Primary care, social inequalities and all-cause, heart disease and cancer mortality in US counties: a comparison between urban and non-urban areas [J].Public health, 2005, 119（8）: 699-710.

[2] Rohde J, Cousens S, Chopra M, et al. 30 years after Alma-Ata: has primary health care worked in countries? [J].Lancet, 2008, 372（9642）: 950-961.

[3] Cao H, Huang S. Principles of scarce medical resource allocation in natural disaster relief: a simulation approach[J]. Medical decision making, 2012, 32（3）: 470-476.

[4] Abimbola S, Baatiema L, Bigdeli M. The impacts of decentralization on health system equity, efficiency and resilience: a realist synthesis of the evidence[J]. Health policy and planning, 2019, 34（8）: 605-617.

[5] Liu Y, Hsiao WC, Eggleston K. Equity in health and health care: the Chinese experience[J]. Social science & medicine, 1999, 49（10）: 1349-1356.

[6] Shmueli A, Golan O, Paolucci F, Mentzakis E. Efficiency and equity considerations in the preferences of health policy-makers in Israel[J]. Israel journal of health policy research, 2017, 6: 18.

[7] White F. Primary health care and public health: foundations of universal health systems[J]. Med Princ Pract, 2015, 24（2）: 103-116.

[8] Xu X, Zhou L, Antwi HA, et al. Evaluation of health resource utilization efficiency in community health centers of Jiangsu Province, China[J]. Human

resources for health, 2018, 16（1）: 13.

[9]   Lulin Z, Antwi HA, Wang W, et al. The effect of herd formation among healthcare investors on health sector growth in China[J]. Int J Equity Health, 2016, 15（1）: 113.

[10] Zhang X, Zhao L, Cui Z, et al. Study on Equity and Efficiency of Health Resources and Services Based on Key Indicators in China[J]. PloS one, 2015, 10（12）: e0144809.

[11] Zhang Y, Wang Q, Jiang T, et al. Equity and efficiency of primary health care resource allocation in mainland China[J]. Int J Equity Health, 2018, 17（1）: 140.

[12] Zhou L, Xu X, Antwi H A, et al. Towards an equitable healthcare in China: evaluating the productive efficiency of community health centers in Jiangsu Province[J]. Int J Equity Health, 2017, 16（1）: 89.

[13] Zhang H, Hu H, Wu C, et al. Impact of China's Public Hospital Reform on Healthcare Expenditures and Utilization: A Case Study in ZJ Province[J]. PloS one, 2015, 10（11）: e0143130.

[14] van Mierlo T, Hyatt D, Ching AT. Employing the Gini coefficient to measure participation inequality in treatment-focused Digital Health Social Networks[J]. Netw Model Anal Health Inform Bioinform, 2016, 5（1）: 32.

[15] Liu Q, Li B, Mohiuddin M. Prediction and Decomposition of Efficiency Differences in Chinese Provincial Community Health Services[J]. Int J Environ Res Public Health, 2018, 15（10）.

[16] Liu W, Liu Y, Twum P, et al. National equity of health resource allocation in China: data from 2009 to 2013[J]. Int J Equity Health, 2016, 15: 68.

[17] Fang P, Dong S, Xiao J, et al. Regional inequality in health and its determinants: evidence from China[J]. Health Policy, 2010, 94（1）: 14-25.

[18] Li NN, Wang CH, Ni H, Wang H. Efficiency and Productivity of County-level Public Hospitals Based on the Data Envelopment Analysis Model and Malmquist Index in Anhui, China[J]. Chin Med J（Engl）, 2017, 130（23）: 2836-43.

[19] Rosko MD. Measuring technical efficiency in health care organizations[J]. J Med Syst，1990，14（5）：307–22.

[20] Sun J，Luo H. Evaluation on equality and efficiency of health resources allocation and health services utilization in China[J]. Int J Equity Health，2017，16（1）：127.

[21] Zhang T，Lu W，Tao H. Efficiency of health resource utilisation in primary-level maternal and child health hospitals in Shanxi Province，China：a bootstrapping data envelopment analysis and truncated regression approach[J]. BMC Health Serv Res，2020，20（1）：179.

[22] Ying CN. The productive efficiency of Chinese hospitals[J]. China Economic Review，2011，22（3）：0–439.

[23] Ma X，Liu Y，Wei X，et al. Measurement and decomposition of energy efficiency of Northeast China–based on super efficiency DEA model and Malmquist index[J]. Environ Sci Pollut Res Int，2017，24（24）：19859–73.

[24] Jin J，Wang J，Ma X，et al. Equality of Medical Health Resource Allocation in China Based on the Gini Coefficient Method[J]. Iran J Public Health，2015，44（4）：445–57.

[25] Wang Y，Li Y，Qin S，et al. The disequilibrium in the distribution of the primary health workforce among eight economic regions and between rural and urban areas in China[J]. Int J Equity Health，2020，19（1）：28.

[26] Wang S，Xu J，Jiang X，et al. Trends in health resource disparities in primary health care institutions in Liaoning Province in Northeast China[J]. Int J Equity Health，2018，17（1）：178.

[27] Zhang T，Xu Y，Ren J，et al. Inequality in the distribution of health resources and health services in China：hospitals versus primary care institutions[J]. Int J Equity Health.，2017，16（1）：42.

[28] Song P，Ren Z，Chang X，et al. Inequality of Paediatric Workforce Distribution in China[J]. International journal of environmental research and public health，2016，13（7）.

[29] Cordero Ferrera JM，Crespo Cebada E，Murillo Zamorano LR. The effect of quality and socio-demographic variables on efficiency measures in primary

health care[J]. The European journal of health economics : HEPAC : health economics in prevention and care, 2014, 15（3）: 289-302.

[30] Ahmed S, Hasan MZ, MacLennan M, et al. Measuring the efficiency of health systems in Asia: a data envelopment analysis[J]. BMJ Open, 2019, 9（3）: e022155.

[31] Qian Y, Hou Z, Wang W, et al. Integrated care reform in urban China: a qualitative study on design, supporting environment and implementation[J]. Int J Equity Health, 2017, 16（1）: 185.

[32] The future provision of medical and allied services.1: An interim report of the consultative council for England.[J].1920, 195（5048）.

[33] C S. Public and Private Roles in Health Care Systems : Experiences from Seven OECD Countries[M]. Milton Keynes : Open University Press, 2001.

[34] Ricarda M, Rudolf BC. The Health Care Strengthening Act: The next level of integrated care in Germany[J]. Health policy （Amsterdam, Netherlands）, 2016, 120（5）.

[35] D. Béland RP, Waddan A. Obamacare wars: Federalism, state politics, and the affordable care act[J].Journal of the American Medical Association, 2016, 302（7）: 799.

[36] Erler A, Bodenheimer T, Baker R, et al. Preparing primary care for the future – perspectives from the Netherlands, England, and USA[J]. Zeitschrift fur Evidenz, Fortbildung und Qualitat im Gesundheitswesen, 2011, 105（8）: 571-80.

[37] Yi T, Kizito H, Qinpei Z, et al. Methods for measuring horizontal equity in health resource allocation: a comparative study[J]. Health economics review, 2014, 4（1）.

[38] C BM. Using Gini-style indices to evaluate the spatial patterns of health practitioners: theoretical considerations and an application based on Alberta data[J]. Social science & medicine （1982）, 1994, 38（9）.

[39] Shmueli A, Golan O, Paolucci F, et al. Efficiency and equity considerations in the preferences of health policy-makers in Israel[J]. Israel journal of health policy research, 2017, 6: 18.

[40] Ng YC. The productive efficiency of Chinese hospitals[J]. China Economic Review, 2011, 22（3）.

[41] Xu X, Zhou L, Antwi HA, et al. Evaluation of health resource utilization efficiency in community health centers of Jiangsu Province, China[J].Human resources for health, 2018, 16（1）: 13.

[42] B MA, Micah H, Benjamin W, et al. National Health Care Spending In 2017: Growth Slows To Post-Great Recession Rates; Share Of GDP Stabilizes[J]. Health affairs（Project Hope）, 2019, 38（1）.

[43] Ellis RP, McGuire TG. Hospital response to prospective payment: moral hazard, selection, and practice-style effects[J]. Journal of health economics, 1996, 15（3）: 257.

[44] Thomas HC. Merit-based Incentive Payment System 2019: Promoting Interoperability Details and Measures[J]. Advances in skin & wound care, 2019, 32（4）.

[45] Simons JP, Woo K, Rathbun JA, et al. Quality measures in the Merit-based Incentive Payment System[J]. Journal of vascular surgery, 2018, 68（3）: 931-932.

[46] Martin AB, Hartman M, Washington B, et al. National Health Care Spending In 2017: Growth Slows To Post-Great Recession Rates; Share Of GDP Stabilizes[J]. Health affairs, 2019, 38（1）: 101377hlthaff201805085.

[47] Saliba D, Solomon D, Rubenstein L, et al. Quality indicators for the management of medical conditions in nursing home residents[J]. Journal of the American Medical Directors Association, 2005, 6（3 Suppl）: S36-48.

[48] Ritchey J, Gay EG, Spencer BA, et al. Assessment of the quality of medical care among patients with early stage prostate cancer undergoing expectant management in the United States[J]. The Journal of urology, 2012, 188（3）: 769-774.

[49] Kronick R, Bindman AB. Protecting finances and improving access to care with Medicaid[J]. The New England journal of medicine, 2013, 368（18）: 1744-1745.

[50] Access GBDH, Quality C. Measuring performance on the Healthcare Access

and Quality Index for 195 countries and territories and selected subnational locations: a systematic analysis from the Global Burden of Disease Study 2016[J]. Lancet, 2018, 391 (10136): 2236–71.

[51] Bauer J, Muller R, Bruggmann D, Groneberg DA. Spatial Accessibility of Primary Care in England: A Cross–Sectional Study Using a Floating Catchment Area Method[J]. Health services research, 2018, 53 (3): 1957–1978.

[52] Steel N, Ford JA, Newton JN, et al. Changes in health in the countries of the UK and 150 English Local Authority areas 1990–2016: a systematic analysis for the Global Burden of Disease Study 2016[J]. Lancet, 2018, 392 (10158): 1647–1661.

[53] Shibuya K, Hashimoto H, Ikegami N, et al. Future of Japan's system of good health at low cost with equity: beyond universal coverage[J]. Lancet, 2011, 378 (9798): 1265.

[54] 房莉杰. 理解"新医改"的困境:"十二五"医改回顾 [J]. 国家行政学院学报 2016, (02): 77–81.

[55] 中共中央国务院.《中共中央、国务院关于深化医药卫生体制改革的意见》[J]. 中成药, 2009, 31 (05): 727.

[56] 国务院办公厅印发《指导意见》加快推进分级诊疗制度建设 [J]. 中医药临床杂志, 2015, 27 (09): 1310.

[57] 杜若琪, 葛炜, 史勇红. 基于国外分级诊疗模式探索我国分级诊疗实施措施 [J]. 中国医疗管理科学, 2017, 7 (06): 5–10.

[58] 陈爱云, 冯珊珊. 以双向转诊制度为纽带的医疗服务系统分析 [J]. 中国卫生事业管理, 2014, 31 (06): 416–418.

[59] 罗红艳, 陈硕, 王伟, 等. 青羊区家庭医生服务效果的探索与实践 [J]. 中国卫生事业管理, 2011, 28 (09): 653–654, 661.

[60] 赵临, 张航. 卫生资源配置研究概述 [J]. 卫生软科学, 2016, 30 (09): 27–29.

[61] 申曙光, 张勃. 分级诊疗、基层首诊与基层医疗卫生机构建设 [J]. 学海, 2016 (02): 48–57.

[62] 李华, 徐英奇, 高健. 分级诊疗对家庭医疗经济负担的影响——基于基层首诊视角的实证检验 [J]. 江西财经大学学报, 2018 (05): 49–61.

[63] 李琴琴，康绥生，张丹，等．分级诊疗 基层首诊是关键——以陕西省为例 [J].产业与科技论坛，2017，16（12）：220-222.

[64] 孙慧哲，刘永功．三维控制模型视角下分级诊疗制度的完善 [J].理论探索，2018（05）：80-84.

[65] 张明妍，丁晓燕，高运生．我国社区卫生服务机构服务能力现状、问题及对策 [J].中国卫生事业管理，2016，33（09）：654-656，681.

[66] 杨玲，穆云庆．重庆市双向转诊现状及对策分析 [J].劳动保障世界，2018（20）：56.

[67] 闫卫华，王健，赵升田，等．双向转诊"下转难"现象利益相关者分析 [J].中国农村卫生事业管理，2019，39（10）：727-730，749.

[68] 李威懿．城市医院分工协作下患者双向转诊认知度及其影响因素研究 [J].中国卫生产业，2019，16（03）：61-63.

[69] 刘许欢，向前，陈林巍．我国分级诊疗推进缓慢的经济学分析 [J].卫生软科学，2019，33（09）：12-15，19.

[70] 杨立成，周娟，高雅杰，等．基于 ISM 模型的分级诊疗体系建设影响因素研究 [J].中国初级卫生保健，2019，33（11）：6-8.

[71] 郭晓薇．深圳 为医联体建设提供鲜活经验 [J].中国卫生，2017，（10）：57-59.

[72] 程东英．宁波医联体模式推进对策与存在问题 [J].中医药管理杂志，2017，25（04）：10-11.

[73] 余筱燕，项兰，周红娣，等．宁波市城区两级区域医疗联合体现状调查及对策分析 [J].中国医院管理，2019，39（08）：29-31.

[74] 江萍．上海市长宁区家庭医生签约服务实践 [J].中国卫生人才，2019（07）：18-21.

[75] 魏学娟，吴浩，于海洋，等．方庄社区家庭医生式服务推进分级诊疗的实践效果研究 [J].中国全科医学，2017，20（13）：1558-1563.

[76] 杨叔禹，陈粮．慢病先行 三师共管 分级诊疗改革让群众得实惠——厦门市推进分级诊疗改革探索之路 [J].现代医院管理，2016，14（04）：2-6，7.

[77] 刘远立．重心下沉 分级诊疗——厦门市的"三师共管"模式（节选）[J].现代医院管理，2016，14（04）：14-15.

[78] 宫芳芳，孙喜琢，林锦春，等．提升基层医疗服务能力的探索与实践 [J].

中国医院，2017，21（11）：13-15.

[79]　宫芳芳，孙喜琢 . 医保支付方式改革"罗湖模式"显成效 [J]. 中国医院院长，2019（13）：72-73.

[80]　张雪，杨柠溪 . 英美分级诊疗实践及对我国的启示 [J]. 医学与哲学（A），2015，36（07）：78-81.

[81]　谭相东，张俊华 . 美国医疗卫生发展改革新趋势及其启示 [J]. 中国卫生经济，2015，34（11）：93-96.

[82]　刘子琼，单苗苗 . 医疗保险支付方式：国际经验与启示 [J]. 卫生软科学 . 2019，33（08）：64-70.

[83]　徐志伟，秦成勇，贾莉英，等 . RBRVS 绩效管理模式在公立医院应用前景分析 [J]. 中国研究型医院，2018，5（03）：5-8.

[84]　常飞飞，陈先辉，王强 . 美国"以患者为中心的医疗之家"模式发展现状及对我国家庭医生服务的启示 [J]. 中国全科医学，2017，20（28）：3463-3467.

[85]　邓乔健，张晓彤 . 美国医生如何自由执业 [J]. 中国卫生，2017，（04）：66-67.

[86]　马志爽，李勇，胡安琪，等 . 美国医疗服务供给模式对我国的启示 [J]. 中国药物经济学，2018，13（05）：117-120.

[87]　杨眉 . 日本农村社会保障体系建立及启示 [J]. 贵州师范大学学报（社会科学版），2012（05）：95-100.

[88]　马天龙 . 美国医疗体系和人才资源特点初探 [J]. 中国卫生人才，2014（04）：80-81.

[89]　王国栋 . 中美医疗监管比较研究 [J]. 中国医疗保险，2016（11）：69-71.

[90]　李诗晴，褚福灵 . 社会医疗保险监管组织体系的国际比较与借鉴 .[J] 社会保障研究，2017（05）：78-86.

[91]　黄新明，黄晓梅 . 中外医疗器械监管比较分析和对我国的启示 [J]. 甘肃科技 2015，31（20）：90-93.

[92]　关昕 . 英国国家卫生服务体系近年改革对我国的启示 [J]. 中国卫生资源，2010，13（01）：48-50.

[93]　英国国民卫生服务体系改革正式生效 [J]. 中国卫生政策研究，2013，6（04）：55.

[94] 杨巧，陈登菊，张伟，等．美、英医保按绩效支付方式对我国的启示 [J].
      中国卫生质量管理，2018，25（02）：128-130，133.

[95] 郭传骥，郭启勇．国内外医保支付方式和医疗服务体系的现状分析及启示
      [J]. 现代医院管理，2018，16（01）：66-72.

[96] 曹原．日本医保 如履薄冰 [J]. 中国医院院长，2014（03）：33-6+14.

[97] 吕学静．日本医疗保险筹资与费用控制措施 [J]. 中国医疗保险，2014（05）：
      68-70.

[98] 吕学静．日本医疗点数付费方式及借鉴 [J]. 中国医疗保险，2010（06）：
      58-59.

[99] 左延莉，王小万，马晓静．日本医疗保险体系的发展历程 [J]. 中国卫生资源，
      2009，12（05）：245-247.

[100] 王琬，吴晨晨．医疗保险支付方式改革的国际经验及其启示 [J]. 中国医疗
      保险，2017（12）：69-72.

[101] 顾亚明．日本分级诊疗制度及其对我国的启示 [J]. 卫生经济研究，2015（03）：
      8-12.

[102] 一般财团法人厚生劳働统计协会．国民卫生の动向 2011/2012[J]. 厚生の指
      标增刊，2012，9（58）：173-212.

[103] 王承就．古巴的家庭医生制度及对中国农村医改的启示 [J]. 社会科学家，
      2008（07）：40-42.

[104] 王诺，王静．古巴医疗体制发展历程及其启示 .[J] 中国社会医学杂志
      2009，26（01）：19-22.

[105] 卿思敏，孙津．从古巴的公共医疗看中国医改 [J]. 中国发展，2013，13（04）：
      43-47.

[106] 张静，代涛，黄菊．古巴全科医生制度的经验与启示 [J]. 中国全科医学，
      2015，18（31）：3773-3776.

[107] 谷里虹．古巴全民医保见闻 [J]. 药品评价，2010，7（04）：12-15.

[108] 毛相麟．古巴的全民医疗保障制度 [J]. 科学决策，2007（08）：54-55.

[109] 周宏．浅谈古巴医改经验对我国医院改革的启示 [J]. 经济研究导刊，2016
      （25）：43-44.

[110] 姜爱华，王妍婷．政府在医疗服务中的责任——古巴的经验和启示 [J]. 全
      球化，2013（09）：50-8，126-127.

[111] 周喜梅，姚婕 . 泰国 30 泰铢医疗计划发展现状及其启示 [J]. 广西大学学报（哲学社会科学版），2018，40（06）：66-72.

[112] 李长乐，范艳存 . 泰国医疗保险制度对我国的启示 [J]. 中国卫生经济，2017，36（04）：94-96.

[113] 满洪杰 . 泰国《全民健康保障法》及其对我国医疗保障立法的启示 [J]. 法学论坛，2016，31（04）：140-150.

[114] 王超群，颜明芬，陶丽丽 . 全民医疗保险制度建设：泰国的经验与教训 [J]. 社会政策研究，2018（02）：113-127.

[115] 江苏：分级诊疗制度建设全面推进 [J]. 中国卫生，2019（07）：53-55.

[116] 雒敏，沈婉兰，陶红滨，等 . 分级诊疗背景下江苏省居民住院流向及费用负担变化情况分析 [J]. 中国卫生经济，2019，38（10）：62-64.

[117] 陈家应，赵淮跃，孙嘉蔚，等 . 江苏省级综合医改进展述评 [J]. 中国医院管理，2020，40（01）：9-12.

[118] 高天昊，孔璇，程春娣，等 . 南京某三甲医院门诊患者满意度评价工作实践和思考 [J]. 江苏卫生事业管理，2020，31（03）：364-367.

[119] 赵大海，张智若 . 江苏省公立医院患者满意度评估与提升的经验和借鉴 [J]. 中华医院管理杂志，2016，32（10）：799-800.

[120] 戴士媛，顾心月，徐爱军 . 住院患者医疗服务满意度及影响因素分析——基于江苏省第六次卫生服务调查数据 [J]. 卫生经济研究，2019，36（11）：41-43.

[121] 许志程，张健 . 基于数据包络分析方法对我国 31 个省市卫生资源配置效率的评价 [J]. 护理研究，2017，31（18）：2240-2243.